AF579559

Propuesta didáctica para la enseñanza y aprendizaje de conceptos fundamentales de la fisiología

Raúl Sampieri-Cabrera

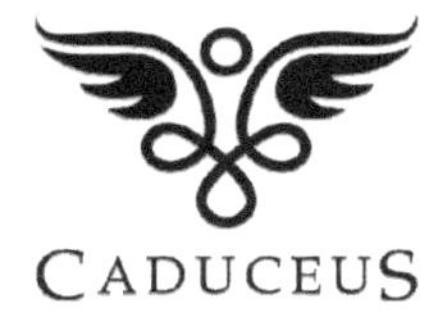

CADUCEUS

PROPUESTA DIDÁCTICA PARA LA ENSEÑANZA
Y APRENDIZAJE DE CONCEPTOS FUNDAMENTALES
DE LA FISIOLOGÍA

Coeditado por: Corporación Ígneo S.A.C.
para su sello editorial Caduceus
José Olaya 169, Ofic. 504, Miraflores. Lima; Perú
Primera edición, junio 2024.

Universidad Nacional Autónoma de México
Facultad de Medina. Departamento de Fisiología
Avenida Universidad entre calle Avenida Insurgentes Sur, Universidad
Nacional Autónoma de México CU
Primera edición, junio, 2024

ISBN: 978-612-49599-0-5
Impresión bajo demanda

Hecho el Depósito Legal
en la Biblioteca Nacional del Perú N° 2024-02147

Se terminó de imprimir en marzo del 2024 en:
ALEPH IMPRESIONES SRL
Jr. Risso Nro. 580 Lince, Lima

www.grupoigneo.com
Correo electrónico: contacto@grupoigneo.com
Facebook: Grupo Ígneo | X: @editorialigneo | Instagram: @grupoigneo

Índice

Esta obra fue sometida a un riguroso proceso de evaluación a doble ciego por pares académicos avalados por el Comité Editorial de la Corporación Universitaria para el Desarrollo de Internet (CUDI), una asociación civil sin fines de lucro que gestiona la Red Nacional de Educación e Investigación (RNEI), a través de la comunidad de salud, en colaboración con la Red Temática Mexicana para el desarrollo e incorporación de tecnología educativa (Red LaTE México), una Red Temática CONAHCyT.

Editor científico
Dra. en C. María Elena Ceballos Villegas
Coordinadora de la Comunidad de Salud, CUDI

Revisores pares:
Dr. Joel Lomelí González
Coordinador del Área de Neurociencias del Doctorado en Investigación en Medicina, Escuela Superior de Medicina del Instituto Politécnico Nacional.

Dra. Teresa Pérez Capistran
Presidente de la Academia de Fisiología Humana, Escuela Superior de Medicina del Instituto Politécnico Nacional.

Dra. Elba Campos Lira
Investigadora Asociada de Tiempo Completo
Neuroscience Institute, Georgia State University

Este libro contó con el apoyo de la Dirección General de Asuntos del Personal Académico de la UNAM, a través del proyecto PAPIME PE207424, «Relación estructura-función como concepto fundamental de la fisiología» del que es responsable académico del Dr. Raúl Sampieri Cabrera.

Agradecimientos

Los autores agradecemos a la Licenciadas Itzel Ángeles, Lourdes Sosa, Patricia Martínez y Ana Luisa Arredondo, y al Mtro. Armando Muñoz, por su contribución y apoyo técnico en la escritura y manejo de información del libro. Todos ellos realizaron contribuciones equivalentes.

Prólogo

La fisiología, ese intrincado y asombroso estudio de los procesos vitales que ocurren en nuestro cuerpo, ha sido objeto de exploración y descubrimiento a lo largo de los siglos. Desde los primeros anatomistas y curiosos observadores hasta los modernos científicos que trabajan en laboratorios de vanguardia, la fisiología ha revelado sus secretos de manera gradual, pero constante. En el panorama de la educación y la enseñanza de la fisiología, surge la necesidad de encontrar un camino que permita a los estudiantes no solo memorizar hechos, sino comprender las bases fundamentales de esta fascinante disciplina.

Hace algún tiempo, un grupo de setenta y tres profesores procedentes de diversas instituciones académicas de los Estados Unidos y otros siete países se embarcó en una misión audaz: identificar y definir los conceptos centrales de la fisiología. Estos conceptos, como piezas clave de un intrincado rompecabezas, se destinaron a ser las piedras angulares del aprendizaje de la fisiología, y su maestría no solo llevaría a una comprensión profunda, sino que también otorgaría la habilidad de abordar problemas novedosos en este campo de la ciencia. Así nacieron los «conceptos fundamentales de la fisiología».

Los cuales son una gran idea, esencial para la comprensión y la práctica de una disciplina. Es el conocimiento que perdura, que se arraiga en la mente y se convierte en la base sobre la cual se pueden construir nuevas ideas y soluciones. Y en el contexto de la fisiología, estos conceptos fundamentales se convertirían en faros de conocimiento, guiando a estudiantes y profesores a través del vasto océano de información.

El trabajo de estos docentes no se limitó a identificar los conceptos. Lo que realidad lo hizo especial fue su enfoque en «desempaquetar» estos conceptos centrales. Es decir, crearon marcos conceptuales que organizaron de manera sistemática una jerarquía de ideas más pequeñas que componen cada concepto central. Este proceso de análisis permitió un enfoque claro y estructurado para enseñar y aprender fisiología, alejándose de la memorización pura y enfocándose en la comprensión profunda.

A lo largo de los años, esta comunidad de académicos de fisiología ha continuado su labor, desempaquetando conceptos fundamentales como gradientes de flujo, homeostasis, comunicación célula-célula y membrana celular. Estos conceptos han comenzado a transformar la educación en fisiología, encontrando su camino en aulas, libros de texto y conferencias nacionales e internacionales. Los académicos han adoptado estos conceptos como herramientas para guiar a sus estudiantes hacia una comprensión más profunda y duradera de la fisiología.

Este libro contribuye a desempaquetar los conceptos de: razonamiento científico, causalidad, evolución y «de genes a proteínas» y presenta el trabajo de los autores en proponer estructuras docentes para fomentarlos en ámbito escolar. Además, se enriquece con referencias útiles a recursos de aprendizaje disponibles, brindando un apoyo esencial tanto a instructores como a estudiantes en su búsqueda de comprender la fisiología a través de estos conceptos fundamentales. Aquí, se encuentra una hoja de ruta para aquellos que se aventuran en el fascinante mundo de la fisiología, una guía que promete transformar la forma en que se enseña y se aprende esta disciplina vital.

Dra. Julieta Garduño Torres
Jefa del Departamento de Fisiología Facultad de Medicina,
Universidad Nacional Autónoma de México (UNAM)

Presentación y metodología de trabajo

La obra es el fruto del trabajo colegiado de los autores, quienes, mediante un análisis exhaustivo de la bibliografía científica y educativa, han elaborado propuestas didácticas y han fundamentado diseños educativos. Cada capítulo refleja tanto la evidencia del área de investigación educativa en fisiología como la experiencia docente de los autores en la teoría y práctica de esta disciplina, abordando un diseño metodológico multifacético: comienza con la identificación y definición de los conceptos fundamentales de la fisiología (propuesto por Joel Michael), que son la base sobre la cual se construye todo el contenido de la obra. A continuación, se desarrollan marcos conceptuales para cada uno de estos conceptos, desglosándolos en ideas más pequeñas y estructuradas jerárquicamente, lo que facilita un enfoque claro y organizado para la enseñanza y el aprendizaje de la fisiología.

El libro se enfoca en promover una comprensión profunda de los conceptos, alejándose de la mera memorización, explicando cómo se aplican los mismos en situaciones reales y cómo se interconectan entre sí. Se incluyen estrategias didácticas específicas para cada noción, así como actividades prácticas, ejemplos reales, experimentos y discusiones en grupo, y se proporcionan referencias a recursos de aprendizaje adicional. Además, el contenido del libro ha sido sometido a revisión y validación por pares, garantizando su precisión y relevancia.

Asimismo, se enfoca en el desarrollo de habilidades docentes con consideraciones pedagógicas específicas para adaptar la instrucción a diversas carreras del área de la salud y estilos de enseñanza. Finalmente, propone métodos para evaluar la comprensión de los estudiantes y estrategias efectivas de realimentación. Este enfoque integral asegura que el libro no solo sea una fuente de conocimiento, sino también una herramienta práctica y efectiva para la enseñanza y el aprendizaje de la fisiología. Por último, la obra es un ejemplo del trabajo colegiado los autores, que a su vez pretende sembrar la semilla del trabajo colaborativo en los lectores, para que desde sus centros de trabajo diseñen propuestas de enseñanza en fisiología.

Raúl Sampieri Cabrera

Semblanza de los autores

El **Dr. Raúl Sampieri-Cabrera** es profesor de carrera titular a tiempo completo en el Departamento de Fisiología de la Facultad de Medicina UNAM, sus líneas de estudio abarcan la investigación educativa en Ciencias del Aprendizaje en estudiantes universitarios y la Fisiología Médica enfocada en la salud cardiovascular. EWntre sus logros, se encuentran la dirección de tesis de licenciatura y maestría. Además, en la actualidad ocupa la cátedra especial «Doctor Aniceto Orantes Suárez», otorgada por la Comisión al Mérito Universitario del Honorable Consejo Técnico de la Facultad de Medicina de la UNAM.

El **Dr. Ricardo Martínez-Tapia** es médico cirujano y doctor en Ciencias Biomédicas por la Facultad de Medicina de la UNAM, su campo de investigación es principalmente en Neurociencias. En la actualidad es el coordinador de investigación y profesor de Asignatura en el Departamento de Fisiología en la Facultad de Medicina. Pertenece al Sistema Nacional de Investigadores del CONAHCYT Nivel I.

El **Dr. Arsenio Vargas-Vázquez**, es profesor de Fisiología y pertenece al Plan de Estudios Combinados en Medicina (PECEM) de la UNAM, es un apasionado investigador y educador. Su trayectoria académica le ha valido el Premio de la Juventud de la CDMX 2022 en la categoría de Mérito Académico. Participa en investigaciones relacionadas con enfermedades cardiometabólicas y obesidad.

El **Dr. Gustavo López-Toledo** es licenciado en Bioquímica Diagnóstica por la UNAM, realizó su maestría y doctorado en el departamento de fisiología, biofísica y neurociencias del Centro de Investigación y de Estudios Avanzados del IPN (Cinvestav), es profesor de Asignatura y actual coordinador de evaluación del departamento de fisiología de la Facultad de Medicina de la UNAM.

La **Dra. Fernanda Maltos Gómez** es médico cirujano por la Facultad de Medicina de la UNAM, ha sido instructora y ayudante de profesor en el Departamento de Fisiología de la Facultad de Medicina de la UNAM, donde realizó una estancia de investigación en el Laboratorio de Ciencias del Aprendizaje como responsable clínica del proyecto «Determinantes conductuales de factores y comportamientos de salud cardiovascular en población adulta joven».

Capítulo 1

Introducción a los conceptos fundamentales de la fisiología

Raúl Sampieri-cabrera,
Arsenio Vargas-Vázquez

Los conceptos fundamentales de la fisiología se definen como grandes ideas que centran las bases para la comprensión de los mecanismos funcionales en los seres vivos. Se construyen a partir de muchos conceptos o ideas más pequeños.

Cada uno de los conceptos fundamentales son ampliamente complejos y requieren de la instrucción adecuada para poder alcanzarlos, en este punto es en donde los docentes tienen un papel muy importante. Establecer las experiencias de enseñanza y aprendizaje necesarias para que los estudiantes de forma gradual analicen e integren los conceptos en la explicación de un fenómeno fisiológico.

Algunos de los conceptos fundamentales ya se encuentran desempaquetados (se cuenta con un marco conceptual bien definido) en ideas más simples, es decir, los elementos que constituyen al concepto fundamental. Los conceptos de homeostasis y flujo están bien descritos por un grupo de expertos en el área de la fisiología, e incluso proponen métodos para su instrucción. Sin embargo, otros más aún no están «desempaquetados».

Debemos entender que los conceptos fundamentales (*core concepts*) son un modelo general que proporciona una estructura o marco de organización para una disciplina en particular. En educación médica, los conceptos fundamentales ofrecen a los profesores una herramienta útil para organizar su disciplina, mientras que para los estudiantes ponen a su disposición valiosas herramientas para el aprendizaje (1, 2).

En fisiología, los conceptos fundamentales proporcionan herramientas para facilitar el aprendizaje. Sin embargo, no tienen como objetivo organizar la investigación en esta área. Por ejemplo, uno de los propósitos principales es el desarrollo de instrumentos de evaluación conceptual que permitan determinar si los estudiantes comprenden los conceptos básicos, pese de si han logrado dominar el contenido completo de los cursos de fisiología (2, 3).

En la actualidad, se han descrito quince conceptos fundamentales como resultado de un proceso de consulta en la comunidad docente de fisiología (3). Sin embargo, es difícil evaluar directamente, pero no imposible, la comprensión que tienen los profesores y estudiantes de los conceptos. Por lo tanto, resulta primordial «desempaquetar» (*unpacking*) cada uno de los conceptos, es decir, enumerar de manera sistemática las ideas que componen a cada uno, generando así un marco conceptual que permita a docentes y estudiantes aplicarlos en la enseñanza y el aprendizaje de la fisiología (4). Los conceptos pueden ser utilizados como herramientas de apoyo para los profesores y departamentos académicos, así como para ayudar a los estudiantes a dominar los temas de fisiología, con el objetivo de centrar la enseñanza de la fisiología en la comprensión de los procesos y fenómenos, más que en la memorización (5).

En fisiología existe en particular una gran cantidad de conocimiento que se utiliza de manera rutinaria y, muchas veces, se transmite sin articularlo de manera explícita a los estudiantes, lo que limita su comprensión y asimilación de manera potencial. Es así como los profesores, como expertos, tienen un conocimiento implícito sobre la enseñanza de la fisiología y, por tanto, de los conceptos fundamentales que utilizan durante el desarrollo del contenido temático en cada curso. Sin embargo, ver de forma implícita los conceptos puede limitar el proceso de enseñanza y aprendizaje de los estudiantes, ya que son aprendices no tienen el mismo conocimiento implícito o tácito. Es por ello por lo que es necesario proporcionar a los estudiantes la estructura detallada de cada concepto utilizado en el curso para dar sentido a la gran cantidad de conocimiento que se espera que adquieran y comprendan (5).

Debido a que el uso intencional y sistemático de los conceptos fundamentales en el diseño del programa académico, la evaluación formativa y la enseñanza puede ayudar a los profesores a fomentar el desarrollo de la capacidad de los estudiantes para transferir lo que aprenden en un contexto a otro nuevo, es decir, aplicar los conocimientos y habilidades adquiridas a otras disciplinas o a la solución de problemas en distintas áreas (5, 6). Resulta primordial el desarrollo del marco conceptual de los conceptos fundamentales para su uso en la enseñanza de la fisiología.

En el año 2000, Modell describió un conjunto de modelos generales que podrían aplicarse para explicar y comprender la mayoría de los fenómenos fisiológicos. En cambio, Feder en 2005 describió una serie de ideas o conceptos fundamentales que deberían transmitirse a los estudiantes durante sus cursos (7, 8). Estos conceptos o modelos se superponen con el conjunto de conceptos fundamentales que en la actualidad se aplican en la enseñanza de la fisiología.

Partiendo de los ocho conceptos fundamentales desarrollados para la enseñanza de la biología en 2007, se recuperaron algunos conceptos que tenían una relevancia importante y, por tanto, eran aplicables en la enseñanza de la fisiología. Sin embargo, era necesario desarrollar un conjunto de conceptos que abordaran en específico las necesidades de los profesores y estudiantes de fisiología. Por lo tanto, en 2011 Michael and McFarland describieron quince conceptos (9). En 2020, después de un proceso de revisión de los conceptos fundamentales, usando seis criterios para determinar qué conceptos deberían considerarse en la enseñanza de la fisiología, se realizó un cambio significativo en las listas de conceptos, en particular se combinó el concepto «causalidad» y «física/química» en un nuevo concepto denominado «propiedades físicas de la materia», ya que ambos conceptos buscaban describir la idea de que los sistemas biológicos y todos los sistemas del mundo físico obedecen al mismo conjunto de leyes y que, como tales, son mecanismos que pueden describirse a través del conjunto de declaraciones causa-efecto. Por lo tanto, las funciones de los sistemas surgen a partir de la interacción de átomos, iones y moléculas, como se describen en las leyes de la química y la física. Entonces, considerando estas propiedades de los sistemas biológicos es posible comprender todos los fenómenos fisiológicos, logrando dar una explicación de los mecanismos que incluyen una serie de declaraciones que describen las relaciones de causa y efecto (4, 9).

No obstante, considerar a los conceptos como grandes ideas mutuamente excluyentes sería un error. Es así como, considerando el conjunto de conceptos, se han descrito tres grandes categorías, figura 1-1. Los conceptos universales aplicables en el mundo físico (modelos generales), tanto en sistemas inanimados como animados, agrupan a los conceptos de energía, balance de masa, gradientes de flujo y propiedades físicas de la materia (causalidad y química/física). La comprensión de estos conceptos y su futura aplicación facilita el entendimiento de los fenómenos fisiológicos. Además, gracias a las características de estos conceptos es posible aplicarlos a todos los niveles de organización, es decir, que la comprensión de estos conceptos permite el abordaje de los fenómenos a los que se enfrentará el estudiante (4, 10).

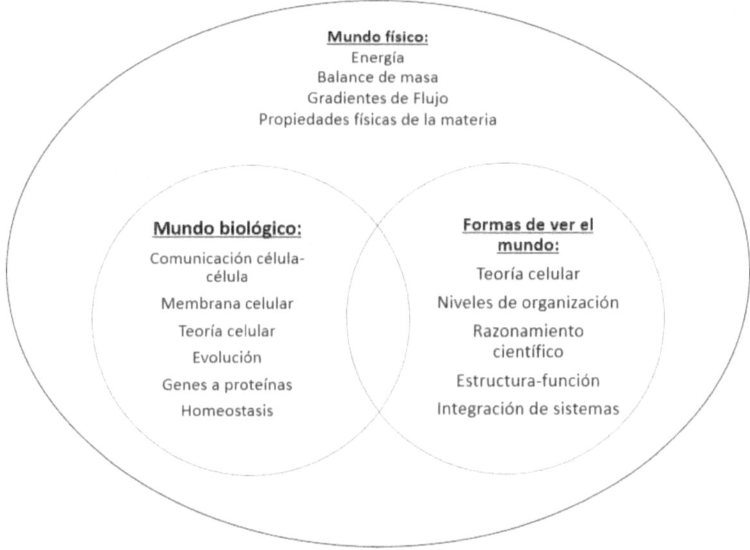

Figura 1-1. *Categorías de los conceptos fundamentales en la enseñanza de la fisiología. Adaptado de Michael J, McFarland J.* Adv Physiolo Educ. 2011; 35(4):3336-41.

La segunda categoría de conceptos agrupa aquellos que solo son aplicables a los sistemas biológicos (animados), por lo tanto, se refiere a la mayoría de los fenómenos que se espera que los estudiantes dominen durante su curso. Por último, la tercera categoría, denominada «formas de ver el mundo», se caracteriza por englobar a los conceptos que dan forma a cómo los fisiólogos piensan en los problemas a los que se enfrentan cuando buscan comprender los sistemas, tanto biológicos como inanimados (4). Sin embargo, la comprensión de los fenómenos fisiológicos requiere de la aplicación de múltiples conceptos de esta o diferentes categorías. Es por ello por lo que el profesor, como el estudiante, deben incorporar los conceptos de forma explícita en la enseñanza para ponderar la comprensión antes que la memorización.

En este libro se propone del desempaquetamiento de cuatro conceptos fundamentales de la fisiología, con ello buscamos contribuir al trabajo realizado por Michael Joel y McFarland J., sin duda nuestra contribución se basa en nuestra experiencia como académicos de fisiología tanto en la enseñanza teórica como práctica, pero además respaldada por un marco de referencia discutido y publicado en la literatura nacional e internacional de la materia de forma amplia. Este libro constituye nuestra primera propuesta por desempaquetar a los conceptos fundamentales de la fisiología, seguiremos trabajando a fin de contribuir con más propuestas académicas, pero además en documentar los hallazgos de la puesta en marcha de estos trabajos en el salón de clase y laboratorio de fisiología.

Referencias

1. Crowther GJ. *Teaching the Core Concepts of Physiology: What, Why, and How.* CBE Life Sci Educ. 2017 Winter;16(4): fe7. doi: 10.1187/cbe.17-09-0198.
2. Michael J, Modell H, McFarland J, Cliff W. *The «core principles» of physiology: what should students understand?* Adv Physiol Educ. 2009 Mar;33(1):10-6. doi: 10.1152/advan.90139.2008.

3. Michael J, McFarland J. *The core principles («big ideas») of physiology: results of faculty surveys.* Adv Physiol Educ. 2011 Dec;35(4):336-41. doi: 10.1152/advan.00004.2011.
4. Michael J, Cliff W, McFarland J, Modell H, Wright A. *The Core Concepts of Physiology A New Paradigm for Teaching Physiology.* 1st edition. New York, NY: Springer; 2017. DOI: 10.1007/978-1-4939-6909-8.
5. Michael J, McFarland J. *Another look at the core concepts of physiology: revisions and resources.* Adv Physiol Educ. 2020 Dec 1;44(4):752-762. doi: 10.1152/advan.00114.2020.
6. Couch BA, Brown TL, Schelpat TJ, Graham MJ, Knight JK. *Scientific teaching: defining a taxonomy of observable practices.* CBE Life Sci Educ. 2015 Mar 2;14(1):ar9. doi: 10.1187/cbe.14-01-0002.
7. Feder ME. *Aims of undergraduate physiology education: a view from the University of Chicago.* Adv Physiol Educ. 2005 Mar;29(1):3-10. doi: 10.1152/advan.00028.2004.
8. Modell HI. How to help students understand physiology? Emphasize general models. Adv Physiol Educ. 2000 Jun;23(1):101-7. doi: 10.1152/advances.2000.23.1. S101.
9. Garvin-Doxas K, Klymkowsky M, Elrod S. *Building, using, and maximizing the impact of concept inventories in the biological sciences: report on a National Science Foundation sponsored conference on the construction of concept inventories in the biological sciences.* CBE Life Sci Educ. 2007 Winter;6(4):277-82. doi: 10.1187/cbe.07-05-0031.
10. Robert L. Goldstone & Samuel B. Day. *Introduction to «New Conceptualizations of Transfer of Learning», Educational Psychologist.* 2012; 47:3, 149-152, DOI: 10.1080/00461520.2012.695710

Capítulo 2

Razonamiento científico: un concepto fundamental de la fisiología

Raúl Sampieri-Cabrera

Introducción

En este trabajo, nos permitimos desempaquetar un concepto fundamental, no solo para la fisiología, sino también para todas las ciencias. Quizá sea uno de los conceptos más transversales en la formación médica y de muchas otras licenciaturas de todas las áreas del conocimiento. Este concepto es razonamiento científico.

El razonamiento científico se entiende como la aplicación de los métodos o principios de la investigación científica a situaciones de resolución de problemas, e incluye las habilidades involucradas en la investigación, la experimentación, la evaluación de evidencia y la inferencia, que se realizan al servicio del cambio conceptual o la comprensión científica (1, 2).

Un elemento muy importante del razonamiento científico es la observación de los fenómenos, que a su vez nos permiten formular preguntas de investigación. La observación puede ser tácita o basada en experiencias previas y es un método de investigación clave y un elemento importante en los planes de estudio en los programas de ciencias (3). Particularmente para Bernard, el padre de la fisiología, podemos definir a un experimento como una «observación provocada», y para Bernard lo esencial del razonamiento experimental es que la observación debe ser guiada por una hipótesis teórica (4). Por lo tanto, si hablamos de razonamiento científico no podemos dejar de hablar de Bernard. La claridad del pensamiento de Bernard se ve en su método. Él hace explícito el método de estudio de la fisiología: la base de la investigación fisiológica es el razonamiento experimental, el cual consta de tres tiempos:

1) Al inicio el espíritu o la creatividad del investigador, concibe idea *a priori* de la realidad que observa;
2) constituye una elaboración racional de esa idea *a priori* (es decir, una hipótesis);
3) confirma o describe esa contribución racional mediante el experimento.

Por otro lado, y un punto muy importante en las ciencias médicas es el método clínico. Se ha debatido si el método clínico es en realidad un método científico. La objeción principal es que la clínica es ante todo observacional y no realiza experimentos. Sin embargo, la clínica hace un modelo teórico predictivo, es decir, una hipótesis diagnóstica, que es el resultado de datos obtenidos; los cuales no son obtenidos mediante observación pasiva, sino que son el resultado de varias acciones llamadas maniobras.

Partiendo del hecho de que el método clínico es en realidad el método científico, es importante no solo hablar del razonamiento científico, sino también del razonamiento clínico. En concreto es importante discutir el razonamiento.

Además, el razonamiento científico es el proceso de usar evidencia empírica para llegar a una conclusión, por lo que es una forma de pensamiento crítico. El método científico a menudo se usa como un ejemplo de razonamiento científico porque proporciona una estructura formal sobre cómo los científicos deben usar la evidencia empírica para sacar conclusiones sobre sus preguntas de investigación. Asimismo, el método científico es una forma lógica y sistemática de desarrollar nuevos conocimientos a través de la observación y la experimentación. Un científico en general comienza haciendo observaciones sobre el mundo natural, luego forma una hipótesis (o conjetura) sobre cómo se podrían explicar las observaciones. Luego, experimenta para probar su hipótesis, y comparte los resultados con otros. Si alguien más puede reproducir los resultados del experimento, es probable que la hipótesis original fuera correcta.

Los principales pasos del razonamiento científico son:

1) Reunir pruebas y datos
2) Analizar la evidencia
3) Establecer una conclusión

De igual manera, es importante ubicar las etapas del desarrollo humano en las que se inicia el pensamiento científico, ya que esto nos permitiría diseñar estrategias educativas efectivas para fomentarlo. Según Piaget la capacidad de pensar en forma abstracta y reflexiva se logra durante la etapa de las operaciones formales, la cual tiene cuatro características fundamentales de pensamiento: la lógica proporcional, el razonamiento científico, el razonamiento combinatorio y el razonamiento sobre probabilidades y proporciones. A medida que el adolescente aprende a utilizar la lógica proposicional, empieza a abordar los problemas de un modo más sistemático. Formula hipótesis, determina cómo compararlas con los hechos y excluye las que resulten falsas. Piaget dio el nombre de pensamiento hipotético-deductivo a la capacidad de generar y probar hipótesis en una forma lógica y sistemática (5). Además, el razonamiento científico tiene una serie de componentes involucrados, mismos que se representan en la figura 1-1.

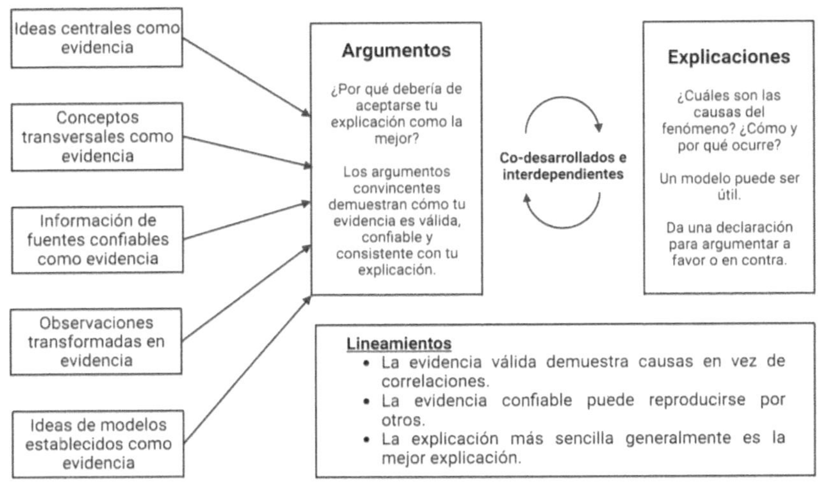

Modificado y traducido de Williams www.ChemEdX.or

Razonamiento científico en el contexto escolar

En el ámbito escolar, el razonamiento científico se refiere a la habilidad de los estudiantes para construir nuevos conocimientos y aprender ciencias a través de la observación, evaluación, interpretación y explicación teórica (8).

El razonamiento científico se describe a menudo como el conjunto de habilidades cognitivas involucradas en el pensamiento de orden superior (9). Las habilidades relacionadas con el razonamiento científico en general forman parte integral de los planes de estudio de ciencias tanto a nivel básico como universitario. La aplicación del razonamiento científico en entornos pedagógicos se fomenta cuando se requiere que los estudiantes aprendan el método científico involucrado en la realización de experimentos (como germinar una semilla o explicar el proceso de la fotosíntesis). Un experimento escolar hipotético-deductivo típico puede comenzar con la observación de un fenómeno, la identificación de posibles variables subyacentes, la formulación de hipótesis, la recopilación de experimentos utilizando variables de control, el análisis de los resultados, la formulación de conclusiones y la redacción de un informe. Cada uno de estos procesos implica habilidades de pensamiento y razonamiento aplicadas en el contexto del experimento. El problema es que los estudiantes que razonan de manera consistente no necesariamente piensan y razonan a través de un marco científico (10).

Por ello, cuando se inicia un proyecto de investigación y/o innovación educativa en estudiantes es indispensable establecer un diseño instruccional que nos permita avanzar de forma gradual al resultado de aprendizaje. Las diferentes licenciaturas establecen perfiles de ingreso que se basan en las necesidades formativas que debe tener un aspirante a matricularse, este perfil puede ser genérico y/o contener elementos necesarios para el campo de estudio que postula el aspirante. Un problema real al que se enfrentan los profesores universitarios es que los alumnos cuentan con un nivel de competencias muy bajo en comparación con lo esperado en el perfil de ingreso, eso sumado al cambio de sistema educativo (medio superior a superior) (6).

Aunque puede parecer evidente cuáles deben ser los pasos que seguir al inicio de la formación universitaria, esto no siempre sucede. El primer paso siempre debe ser la evaluación del perfil de ingreso de los estudiantes, que se base en el perfil necesario que la escuela o facultad busca. El perfil de ingreso debe contener elementos conceptuales basados en el contenido temático de asignaturas básicas en el nivel medio superior. Además, debe incluir el conjunto de competencias necesarias para hacer frente al cambio de nivel educativo.

Los estudiantes que ingresan al nivel superior por lo general carecen de habilidades y técnicas de estudio adecuadas, y de búsqueda, organización y procesamiento de información. Si bien estas habilidades no se pueden lograr en poco tiempo y requieren de tutorías y asesorías, las autoridades educativas deben proveer los espacios para la reflexión y la capacitación adecuada, para que los alumnos alcancen un desempeño académico óptimo en su nuevo entorno educativo.

Si bien, el razonamiento científico es una competencia elevada, que los estudiantes poseen de forma intrínseca, pocas veces se fomenta y alienta, y la mayoría de las veces pasa desapercibido, lo que ocasiona que los alumnos se centren en elementos del contenido curricular para acreditar sus asignaturas con una calificación elevada, aunque su creatividad, innovación y capacidad argumentativa se vean limitadas.

Algunas preguntas obligadas que nos debemos hacer como educadores en licenciaturas de ciencias de la salud son: ¿cómo fomentar el razonamiento en los estudiantes universitarios?, ¿cómo evaluar el razonamiento científico en los estudiantes universitarios?, ¿cuáles son las ventajas de formar estudiantes con razonamiento científico?, desde luego estas preguntas han sido exploradas por otros colegas, pero no debemos olvidar que constituyen elementos contextuales en sí mismos, por lo que son la base de investigaciones educativas en cada una de las licenciaturas.

El razonamiento científico no solo es un concepto fundamental de la fisiología, constituye un nivel formativo elevado. Que implica elementos cognitivos, habilidades, destrezas, y profesionalismo y ética.

Podemos citar la formidable charla brindada por el Dr. Feyman en donde contesta de manera anecdótica a la pregunta ¿qué es la ciencia?, pero sobre todo a la pregunta que más nos atañe como profesores, ¿cómo enseñamos ciencia? De su charla podemos decir que la ciencia es el conjunto de preguntas que buscan respuestas, y a su pregunta de ¿cómo enseñamos ciencia? Solo nos resta decir que, «la ciencia se aprende haciéndola», y nosotros como profesores debemos diseñar las experiencias educativas para que los alumnos hagan ciencia, cuestionen explicaciones, formulen argumentos y diseñen experimentos (7).

Cuando enseñamos asignaturas relacionadas con las ciencias biomédicas y/o ciencias de la salud, debemos repensar en la forma en qué podemos (según nuestro contexto) y debemos diseñar experiencias educativas basadas en el perfil de egreso de los alumnos, en particular en la licenciatura de medicina, el razonamiento científico se puede fomentar a través de casos clínicos, experimentos simples, sesiones de *journal club*, mesas redondas, presentación de carteles y una gran cantidad de formas de instrucción.

Los alumnos deben encontrar un propósito en sus actividades, estas deben sumar al entendimiento de los diferentes temas que se encuentran en el perfil de referencia, pero a su vez contribuir al desarrollo de competencias transversales.

Los estudiantes de medicina se encuentran saturados de información, actividades y contenidos temáticos. ¿Cómo liberarlos de tanta presión?, lo primero es no responsabilizarlos por completo de su formación, esto puede generar frustración y sentido de fracaso. Los alumnos deben de asumir que son corresponsables de su formación, pero más como una motivación y no como una pesada carga que deban llevar en sus hombros.

Los docentes debemos ser capaces de demostrarles un sentido de empatía, de manera coordinada y gradual, hacerles saber que no están solos en esta curva de aprendizaje, que somos sus mentores y que sabemos que el logro se desarrolla día con día, y las metas se alcanzan de manera progresiva.

¿De qué manera lo podemos hacer?

- Una buena forma es liberarlos de tanta presión y tanta responsabilidad, son seres humanos que requieren descansar, pensar y tener momentos de distracción para consolidar su aprendizaje. Para librarlos de la presión es necesario brindarles contenidos significativos que los motive a estudiar y a preguntarse más de los temas. Una buena forma es a través de lecturas simples, resumidas y sintéticas, secciones de ¿sabías qué? O elementos interesantes que despierte su curiosidad.
- No debemos descartar la presentación de temas y la aclaración de conceptos que permitan introducir a los estudiantes a nuevos conocimientos. Esto se puede lograr a través de sesiones sintéticas de información facilitadas por el docente.
- Diseñar escenarios de enseñanza y aprendizaje colaborativos, en donde los estudiantes planteen respuestas a escenarios clínicos e intervenciones (quirúrgicas, farmacológicas, experimentales, entre otras) que representen cambios funcionales.

Para desarrollar un marco conceptual que nos permita desempaquetar el *core concept* de razonamiento científico, proponemos la siguiente secuencia temática:

Desempaquetamiento del concepto «razonamiento científico»

1. **Observación científica**
   1.1. Los científicos realizan observaciones cuidadosas y sistemáticas del mundo natural.
   1.2. Estas observaciones pueden abordar fenómenos que difieren del entorno cotidiano.
   1.3. Se pueden observar variables ambientales y fenómenos cambiantes.
2. **Formulación de hipótesis**
   2.1. Basándose en observaciones, los científicos formulan preguntas específicas.
   2.2. Estas preguntas se transforman en hipótesis, que son afirmaciones tentativas que pueden ser probadas.
   2.3. Las hipótesis se formulan para explicar o predecir fenómenos observados.
3. **Diseño de experimentos o estudios**
   3.1. Los científicos diseñan experimentos o estudios controlados para probar sus hipótesis.
   3.2. Los experimentos se planifican de manera cuidadosa para manipular variables y recopilar datos de manera precisa.
   3.3. Los procedimientos de investigación se desarrollan para garantizar la objetividad y la replicabilidad.

4. **Recopilación y análisis de datos**
    4.1. Los científicos recopilan datos observacionales o experimentales durante sus estudios.
    4.2. Estos datos se someten a un análisis estadístico para identificar patrones, relaciones y significancia.
    4.3. Los resultados se interpretan en el contexto de la hipótesis original.
5. **Formulación de conclusiones y teorías**
    5.1. Basándose en los resultados, los científicos llegan a conclusiones.
    5.2. Si las hipótesis se respaldan de manera consistente, pueden desarrollarse teorías científicas.
    5.3. Las teorías representan explicaciones amplias y respaldadas por evidencia de fenómenos naturales.
6. **Comunicación científica**
    6.1. Los científicos comunican sus hallazgos a través de publicaciones científicas, presentaciones y debates.
    6.2. La revisión por pares es una parte crítica de la comunicación científica para garantizar la calidad y la validez.
    6.3. La comunicación efectiva permite que otros científicos construyan sobre el trabajo y amplíen el conocimiento.
7. **Revisión y repetición**
    7.1. La ciencia es autocorrectiva; los resultados y las teorías están sujetos a revisión continua.
    7.2. Los científicos pueden repetir experimentos o realizar estudios adicionales para confirmar o refutar resultados.

7.3. El conocimiento científico avanza a medida que se acumulan nuevas evidencias.

8. **Ética en la investigación científica**

8.1. Los científicos deben seguir normas éticas, incluyendo el tratamiento ético de sujetos de investigación y el uso responsable de la información.

8.2. La honestidad y la integridad son fundamentales en la investigación científica.

Propuesta didáctica para fomentar el razonamiento científico en el laboratorio de fisiología humana

La propuesta didáctica se fundamenta en la enseñanza basada en modelos, un enfoque pedagógico activo que se ha demostrado ser efectivo para fomentar la participación activa de los estudiantes y mantener su atención sostenida. En este enfoque, el error, la revisión y la retroalimentación desempeñan un papel fundamental, manteniendo a los estudiantes comprometidos en la resolución de tareas y el desarrollo de habilidades.

En el campo de la fisiología, es necesario enseñar conceptos abstractos, como la homeostasis, el flujo y la relación entre la estructura y la función, entre otros. Los profesores suelen recurrir a estrategias como ejemplos, analogías, metáforas, esquemas e incluso la creación de modelos para facilitar la comprensión de estos conceptos. En estos casos, podemos definir un «modelo pedagógico», el cual representa una simplificación del objeto de estudio con el propósito de hacerlo más comprensible para los estudiantes.

Sin embargo, es importante señalar que existe el riesgo en el uso de modelos para la enseñanza y es de que los estudiantes perciban el modelo como una representación exacta de la realidad en lugar de una aproximación. Esto podría llevar a una percepción errónea de la ciencia como poco confiable. Por lo que es responsabilidad del profesor deshacer esta falsa analogía mediante explicaciones y comparaciones adecuadas para garantizar que los modelos utilizados en el aula estimulen a los estudiantes a investigar y construir su conocimiento de manera efectiva (28, 29).

Por lo que, esta propuesta didáctica se justifica con base a la necesidad de emplear un enfoque activo y efectivo, como la enseñanza basada en modelos, para abordar conceptos complejos en fisiología, al tiempo que se reconoce la importancia de superar los desafíos asociados al uso de modelos en el proceso de aprendizaje.

Título de la propuesta didáctica

«Desarrollo del razonamiento científico en estudiantes de medicina a través de la enseñanza basada en modelos para comprender el potencial de acción»

Objetivos de aprendizaje

1. Comprender el concepto de potencial de acción neuronal y su relevancia en la transmisión de señales en el sistema nervioso.
2. Aplicar el pensamiento crítico y el razonamiento científico para analizar y resolver problemas relacionados con el potencial de acción neuronal.
3. Utilizar modelos y representaciones visuales para explicar el proceso de generación y propagación del potencial de acción.

4. Fomentar la curiosidad y la investigación autodirigida en el campo de la neurofisiología.

Descripción de la propuesta:

I. **Introducción al Potencial de Acción (PA):**
   - **Sesión 1 - Fundamentos del PA (30 min en vídeo previo a la clase):** Iniciar la unidad con una introducción teórica al concepto de PAN, su importancia en la comunicación neuronal y su relación con la homeostasis.

II. **Exploración activa de conceptos (aprendizaje basado en problemas):**
   - **Sesión 2 - Estudio de caso (1 hora):** Proporcionar a los estudiantes un caso clínico que involucre una disfunción neuronal y pedirles que identifiquen cómo se relaciona con el PA. Fomentar el trabajo en grupos pequeños para promover el debate y el razonamiento colaborativo.

III. **Modelos y representaciones visuales:**
   - **Sesión 3 - Modelos de PA (1 hora):** Introducir modelos visuales que representen el proceso del PA, incluyendo la despolarización y la repolarización. Los estudiantes trabajarán en grupos para crear sus propios modelos.

IV. **Experimentación en el laboratorio virtual:**
   - **Sesión 4 - Simulación de PA (30 minutos):** Proporcionar acceso a un laboratorio virtual donde los estudiantes puedan simular el PA. Esto les permitirá observar en tiempo real cómo cambia el PA al modificar propiedades como la permeabilidad, activación e inhibición de cales, entre otras.

V. **Análisis de datos y presentación:**

- **Sesión 5 - Investigación y presentación (30 min):** Los estudiantes investigarán estudios científicos que exploran el PA en condiciones específicas (como enfermedades neurológicas) y presentarán sus hallazgos a sus compañeros. Esto fomentará la investigación y el análisis crítico.

VI. **Reflexión y retroalimentación:**

- **Sesión 7 - Reflexión y retroalimentación (1 hora):** Concluir el módulo con una sesión de reflexión en la que los estudiantes compartan sus pensamientos sobre el aprendizaje a través de la enseñanza basada en modelos. Recopilar retroalimentación para mejorar futuras propuestas.

Recursos:

- Laboratorio virtual para la simulación del PA.
- Artículos científicos relacionados con el PA y sus aplicaciones clínicas.
- Herramientas de modelado y representación visual.

Evaluación:

Se evaluará el rendimiento de los estudiantes a lo largo de la sesión a través de participación en clase, presentaciones, trabajos en grupo, informes y una evaluación final.

Propuesta de caso clínico que se puede utilizar en la sesión

Título del caso clínico: «Un misterioso caso de pérdida de sensibilidad»

Descripción del caso

Antecedentes:

Juan, un hombre de 45 años, ha estado experimentando una pérdida gradual de la sensibilidad en sus manos y pies durante los últimos meses. Ha visitado a varios médicos sin obtener un diagnóstico claro. Se queja de entumecimiento, hormigueo y debilidad en sus extremidades, lo que está afectando de manera significativa su calidad de vida y su capacidad para realizar tareas cotidianas.

Presentación:

Juan llega a la consulta médica con una serie de síntomas preocupantes. Describe la sensación de «alfileres y agujas» en sus manos y pies, junto con dificultades para realizar actividades que requieren destreza manual, como escribir y abrochar botones. También ha notado problemas de equilibrio y ha tenido algunas caídas leves en los últimos meses.

Examen clínico:

Durante el examen clínico, el médico encuentra que Juan tiene reflejos anormales, incluyendo hiperreflexia en las extremidades inferiores. La fuerza muscular está ligeramente disminuida en sus manos y pies, y presenta un reflejo plantar anormal (signo de Babinski) en el pie izquierdo. Las pruebas de sensibilidad revelan una disminución marcada de la percepción táctil en las extremidades distales.

Estudios complementarios:

Se realizan estudios complementarios, incluyendo una resonancia magnética cerebral y una electromiografía (EMG), que no muestran anomalías significativas. Sin embargo, los resultados de una prueba de conducción nerviosa indican una disminución en la velocidad de conducción de los impulsos nerviosos en las extremidades afectadas.

Discusión y realimentación:

Este caso clínico desafía a los estudiantes a utilizar su conocimiento sobre el potencial de acción neuronal y la conducción nerviosa para resolver el misterio detrás de los síntomas de Juan. Los estudiantes deberán considerar las posibles causas de sus problemas neurológicos y proponer un diagnóstico diferencial. También se les pedirá que expliquen cómo el potencial de acción neuronal y la conducción nerviosa podrían estar involucrados en los síntomas de Juan y en qué medida.

Preguntas de reflexión:

1. ¿Cuál podría ser el mecanismo subyacente detrás de la pérdida de sensibilidad y la debilidad en las extremidades de Juan?
2. ¿Cómo se relaciona el potencial de acción neuronal con los síntomas que presenta Juan?
3. ¿Qué pruebas adicionales o estudios podrían ser útiles para llegar a un diagnóstico definitivo en este caso?

Propuesta para el diseño de un modelo para el tema «potencial de acción»

Título del modelo: «Diseño de un modelo pedagógico para explicar potencial de acción»

Objetivo del modelo:

Diseña un modelo que permita explicar la generación y propagación del potencial de acción.

Materiales necesarios:

1. Un aula o espacio de enseñanza.
2. Un pizarrón o una pizarra digital.
3. Rotuladores o marcadores de colores.
4. Una representación gráfica del modelo (opcional).

Pasos para explicar el potencial de acción:

Paso 1: Introducción (10 minutos)
Comienza la clase explicando de manera breve qué es el potencial de acción neuronal y por qué es fundamental en la transmisión de señales en el sistema nervioso.

Paso 2: Representación básica (15 minutos)
Dibuja una célula nerviosa en el pizarrón. Explica que una neurona tiene una membrana que actúa como una barrera semipermeable entre el interior y el exterior de la célula.

Paso 3: Canales iónicos y bomba de sodio-potasio (15 minutos)
Dibuja canales iónicos en la membrana y una bomba de sodio-potasio. Explica que la bomba mantiene los gradientes adecuados de los iones de sodio (Na^+) y potasio (K^+) dentro y fuera de la célula.

Paso 4: Reposo y despolarización (15 minutos)
Explora el estado de reposo de la célula y cómo los iones están distribuidos en ese momento. Luego, muestra cómo un estímulo eléctrico inicial (por ejemplo, un neurotransmisor) abre ciertos canales iónicos, permitiendo que el sodio fluya hacia el interior de la célula, causando una despolarización. Es importante que menciones los cambios de permeabilidad de los canales.

Paso 5: Umbral y potencial de acción (15 minutos)
Establece el concepto de umbral de excitación y cómo y cuándo se alcanza este umbral, se dispara un potencial de acción. Explica cómo los canales de sodio se abren de manera masiva, permitiendo una entrada repentina de sodio y un cambio drástico en la carga eléctrica de la célula.

Paso 6: Repolarización (15 minutos)
Muestra cómo, después de la despolarización, los canales de potasio se abren, permitiendo que el potasio fluya fuera de la célula, restableciendo la carga eléctrica negativa en el interior de la célula.

Paso 7: Periodo refractario (10 minutos)
Explora el período refractario absoluto y relativo y cómo contribuyen a la dirección unidireccional de la propagación del potencial de acción.

Paso 8: Propagación (10 minutos)
Explica cómo el potencial de acción se propaga a lo largo del axón de la neurona y cómo la velocidad de conducción puede variar según el diámetro del axón y la presencia de mielina.

Paso 9: Recapitulación (10 minutos)
Resume los puntos clave del modelo y da la oportunidad a los estudiantes para hacer preguntas y discutir ejemplos clínicos relacionados.

Conclusión

Si bien el desarrollo del razonamiento científico es transversal, es necesario diseñar escenarios de enseñanza y aprendizaje que permitan fomentarlo, a través de estrategias de enseñanza basada en evidencia. Quizá el punto crítico del diseño de actividades y sesiones de trabajo en clase es la planeación instruccional, por ello es importante que los docentes no solo se capaciten de forma constante, sino que además se comprometan en programas de formación y profesionalización docente.

Referencias

1. Zimmerman, C. 2007. The development of scientific thinking skills in elementary and middle school. Dev. Rev. 27, 172–223
2. Klemm J, Flores P, Sodian B and Neuhaus BJ (2020) Scientific Reasoning in Biology – the Impact of Domain-General and Domain-Specific Concepts on Children's Observation Competency. Front. Psychol. 11:1050. doi: 10.3389/fpsyg.2020.01050
3. Johnston, J. S. 2009. What does the skill of observation look like in young children? Int. J. Sci. Educ. 31, 2511–2525. doi: 10.1080/09500690802644637

4. Bernard C. 1994. Introducción al estudio de la medicina experimental. Versión al español de José Joaquín Izquierdo. Dirección General de Publicaciones/Facultad de Medicina, UNAM.
5. Aurélia Rafael Linares. 2008. Desarrollo cognitivo: las teorías de Piaget y de Vygotsky. Master en Paidopsiquiatría. Universitat Autónoma de Barcelona. Disponible en línea en: http://www.paidopsiquiatria.cat/files/teorias_desarrollo_cognitivo_0.pdf
6. Klemm J, Flores P, Sodian B and Neuhaus BJ. 2020. Scientific Reasoning in Biology – the Impact of Domain-General and Domain-Specific Concepts on Children's Observation Competency. Front. Psychol. 11:1050. doi: 10.3389/fpsyg.2020.01050
7. ¿Qué es la ciencia? Disponible en línea en: https://www.revistacienciasunam.com/en/158-revistas/revista-ciencias-13/1365-%C2%BFqu%C3%A9-es-la-ciencia.html
8. Boon M., Orozco M., Sivakumar K. 2022. Epistemological and educational issues in teaching practice-oriented scientific research: roles for philosophers of science. Eur. J. Philos. Sci. 12(1):1–23.
9. Bao L., Xiao Y., Koenig K., Han J. 2018. Validity evaluation of the Lawson classroom test of scientific reasoning. PRPER.14(2)
10. Lemmer M., Kriek J., Erasmus B. 2020. Analysis of students' conceptions of basic magnetism from a complex systems perspective. Res. Sci. Educ. Apr. 50(2):375–392.
11. Giere, R. N. 1988. Explaining science: A cognitive approach. Chicago: University of Chicago Press.
12. Morrison, M., Morgan, M. S. 1999. Models as mediating instruments. Ideas in Context, 52, 10–37.
13. Nersessian, N. J. 1999. Model-based reasoning in conceptual change. In Magnani, L., Nersessian, N. J., Thagard, P. (Eds.), Model-based reasoning in scientific discovery (pp. 5–22). Boston, UK: Springer.
14. Odenbaugh, J. 2005. Idealized, inaccurate but successful: A pragmatic approach to evaluating models in theoretical ecology. Biology and Philosophy, 20(2–3), 231–255.
15. Nersessian, N. J. 1995. Should physicists preach what they practice? Science & Education, 4(3), 203–226.
16. Svoboda, J., Passmore, C. 2013. The strategies of modeling in biology education. Science & Education, 22(1), 119–142.

17. Lehrer, R., Schauble, L. 2012. Seeding evolutionary thinking by engaging children in modeling its foundations. Science Education, 96(4), 701–724.
18. Lehrer, R., Schauble, L. 2010. What kind of explanation is a model? In Stein, M. K. (Ed.), Instructional Explanations in the Disciplines (pp. 9–22). New York, NY: Springer.
19. Passmore, C., Gouvea, J. S., Giere, R. 2014. Models in science and in learning science: Focusing scientific practice on sense-making. In International handbook of research in history, philosophy and science teaching (pp. 1171–1202). Dordrecht, Netherlands: Springer.
20. Knuuttila, T. 2005. Models as epistemic artefacts: Toward a non-representationalist account of scientific representation (PhD Thesis). Helsinki: Department of Philosophy, University of Helsinki
21. Odenbaugh, J. 2005. Idealized, inaccurate but successful: A pragmatic approach to evaluating models in theoretical ecology. Biology and Philosophy, 20(2–3), 231–255.
22. Dunbar, K. 1999. How scientists build models in vivo science as a window on the scientific mind. In Magnani, L., Nersessian, N. J., Thagard, P. (Eds.), Model-based reasoning in scientific discovery (pp. 85–99). New York, NY: Kluwer Academic.
23. Ford, M. 2008. «Grasp of practice» as a reasoning resource for inquiry and nature of science understanding. Science & Education, 17(2–3), 147–177.
24. Nersessian, N. J. 2008. Creating scientific concepts. Cambridge, MA: MIT Press.
25. Dunbar, K. 1999. How scientists build models in vivo science as a window on the scientific mind. In Magnani, L., Nersessian, N. J., Thagard, P. (Eds.), Model-based reasoning in scientific discovery (pp. 85–99). New York, NY: Kluwer Academic.
26. Hegarty, M. 2004. Mechanical reasoning by mental simulation. Trends in Cognitive Sciences, 8(6), 280–285.
27. Williams D. 2018. What is Reasoning? Disponible en línea en: What is Reasoning? | Chemical Education Xchange (chemedx.org)
28. Harison A. G., Treagust D. F. 2000. A typology of school science models. International Journal of Science Education, 22 (9), 1011-1026. https://doi.org/10.1080/095006900416884
29. Figueiredo, A. O. y Perticarrari, A. 2022. El aprendizaje basado en modelos mantiene a los alumnos activos y con atención sostenida. Revista Eureka sobre Enseñanza y Divulgación de las Ciencias 19(3), 3102. doi: 10.25267/Rev_Eureka_ensen_divulg_cienc.2022.v19.i3.3102

Capítulo 3

Conceptos fundamentales en fisiología: causalidad en la enseñanza del laboratorio de fisiología

Arsenio Vargas-Vázquez
Raúl Sampieri-Cabrera

Introducción

En fisiología, existe una gran cantidad de conocimiento que se utiliza de manera rutinaria y, muchas veces, se transmite sin articularlo de manera explícita a los estudiantes, lo que potencialmente limita su comprensión y asimilación. Por ello, se ha propuesto el uso de los conceptos fundamentales en la enseñanza de la fisiología, ya que proporcionan herramientas útiles para facilitar el aprendizaje activo.

Con el objetivo de potenciar el desarrollo de recursos de aprendizaje que permitan a los estudiantes utilizar los conceptos fundamentales para garantizar el aprendizaje activo, así como el desarrollo de resultados de aprendizaje que les permitan evaluar el dominio y la capacidad para aplicar los conceptos a problemas de complejidad creciente a lo largo de su formación, se describe el concepto fundamental de «causalidad». Esto se hace con la finalidad de detallar el marco conceptual, así como proponer una aplicación para la enseñanza del laboratorio de fisiología, que es la sección práctica del programa académico de la misma dentro de la formación de médico cirujano en la Facultad de Medicina de la UNAM.

Estructura

En la actualidad, se han descrito diversas teorías de la causalidad, y cada una de ellas propone una serie de definiciones explícitas de la relación causal, es decir, de condiciones necesarias y/o suficientes para poder aplicar el término (11). En fisiología, existen una gran diversidad de fenómenos biológicos que varían con respecto a la complejidad de las relaciones causales. Entonces, se infiere que los fenómenos biológicos son el resultado de un conjunto de entidades y/o actividades que interactúan entre sí de forma organizada y no reducible a sus componentes. Por lo tanto, es posible definir causas próximas y últimas. Las primeras implican que el fenómeno se produce a nivel individual (ontogénesis y procesos metabólicos), y las causas últimas engloban a aquellas que han posibilitado la aparición y retención de un rasgo evolutivo dentro de una población (12, 13).

Considerando estas aproximaciones, la teoría contrafáctica implica que los modelos describen variables que marcan una diferencia en los valores de otras variables. Entonces, una variable es causalmente relevante para una segunda variable cuando existe una intervención ideal en la primera que cambia el valor de la segunda a través del cambio inducido al inicio, es decir, que A causa B solo cuando las intervenciones ideales en A puedan usarse para cambiar el valor de B, y no necesariamente que A y B estén conectados físicamente entre sí. Esta teoría permite explicar las relaciones causales en todos los niveles de organización de los fenómenos biológicos (12).

Mecanismos causales: máquinas

Antes de continuar con los componentes de la causalidad, es necesario retomar un término que se introduce en la definición de causalidad como concepto fundamental. El término mecanismo puede ser entendido como una estructura que realiza una función en virtud de sus partes, componentes, operaciones y su organización. Entonces, el funcionamiento orquestado del mecanismo es responsable de uno o más fenómenos (14). En la tabla 2-1 se describen las características de organización de los mecanismos.

Sin embargo, es importante distinguir entre lo que no son mecanismos y lo que no es un mecanismo. En primer lugar, los mecanismos no son necesariamente deterministas, reduccionistas, localizables, secuenciales ni lineales (12). Además, no todos los mecanismos son máquinas. Es decir, en biología, los mecanismos son formas de organización que tienen un aspecto productivo. En cambio, las máquinas creadas por el hombre pueden ser tanto activas como pasivas. Lo que indica que los mecanismos no son solo ficciones o metáforas. Por ejemplo, cuando se describe un mecanismo que produce una proteína en particular, no solo es una metáfora de máquina, sino que se da por hecho que hay partes y actividades organizadas que producen proteínas en un organismo vivo.

Por otro lado, un mecanismo no es una entidad u objeto, ya que los mecanismos hacen algo. En cambio, si un objeto no está haciendo algo (fenómeno), no puede considerarse como mecanismo. Las correlaciones tampoco son mecanismos. A pesar de que muchas correlaciones pueden explicar un mecanismo, las correlaciones por sí mismas no lo son.

Tabla 2-1. Características generales de los mecanismos causales

Característica	Definición
Agregativo	Indica cómo las partes de un mecanismo se organizan para formar un todo. Las partes se pueden reorganizar e intersustituir entre sí sin cambiar la propiedad o el comportamiento del todo. El todo se puede separar y volver a unir sin alterar la propiedad o el comportamiento.
Variabilidad	Existen varios tipos de organización en los mecanismos, que incluyen tanto la organización espacial como la temporal. La organización espacial comprende aspectos como ubicación, tamaño, forma, posición y orientación. La organización temporal incluye el orden, la tasa y la duración de las actividades componentes.
Modularidad	Debería ser físicamente posible intervenir en una variable de causa putativa en un mecanismo sin interrumpir las relaciones funcionales entre las otras variables en el mecanismo. Esto da a los mecanismos (y partes de los mecanismos) una especie de «independencia» u «objetividad» definida en última instancia en términos de la intensidad de la interacción entre los componentes.
Interdependencia	Los componentes de un mecanismo a menudo forman una unidad más compleja en virtud de las propiedades individuales que los unen.
Jerarquía	Un elemento está en un nivel de mecanismos más bajo que otro cuando el primer elemento es parte del segundo y cuando el primer elemento está organizado con los otros componentes de manera que juntos realicen el segundo elemento.
Estabilidad	Mecanismos que dependen sobre todo de la disposición más o menos fija de partes y actividades.
Efímero	Mecanismos que involucran un proceso que evoluciona a través del tiempo sin una disposición espacial y temporal fija. Implican un tipo de organización mucho más flexible.

Las inferencias, razones y/o argumentos son una relación lógica y no desde luego una relación causal entre la premisa y el efecto. Por lo tanto, si las leyes y relaciones causales son fundamentales, por definición no existe mecanismo para ello. En el mismo sentido, las relaciones de necesidad lógica y matemática, al ser verdades válidas en todos los escenarios posibles, su verdad no depende de hechos sobre la estructura causal (12).

En la explicación mecanicista se reconocen dos aspectos principales: la explicación etiológica, que revela la historia causal del fenómeno. Por ejemplo, cuando se describe que un microorganismo causa una enfermedad. En cambio, la explicación constitutiva describe a los fenómenos a través de su mecanismo subyacente. Por ejemplo, al describir cómo ciertas regiones del cerebro, los músculos y las articulaciones provocan el movimiento de alguna extremidad. Considerando alguna de estas explicaciones, es posible representar un mecanismo de diferentes maneras. Pero, de acuerdo con Glennan, un modelo de un mecanismo debe incluir 1) una descripción del comportamiento del mecanismo y 2) una descripción del mecanismo que explique ese comportamiento (descripción mecánica). No obstante, la descripción de muchos fenómenos biológicos está en desarrollo o refinamiento, es decir, hay mecanismos completos e incompletos. Por consiguiente, al describir un mecanismo nuevo es necesario identificar las lagunas del conocimiento que deben llenarse. Aunque ningún modelo está descrito por completo, algunos modelos tienen componentes que deben describirse antes de que el modelo esté lo bastante completo como para poder interpretarse o aceptarse como válido (12, 15, 16).

Relación causa-efecto

Uno de los principales objetivos del estudio de los fenómenos biológicos es determinar la relación causa-efecto, lo que resalta la importancia de comprender ambos conceptos dentro del marco de los mecanismos causales. Entendemos como causa a cualquier acto, evento o estado que inicia y/o permite, solo o en conjunto con otros elementos, una secuencia de eventos que resultan en un efecto; por lo tanto, una causa es activa y su efecto es pasivo (17,18).

Tabla 2-2. Relaciones condicionales que pueden establecerse en la relación causa-efecto

Relación condicional	Definición
Necesaria y suficiente	Si A, entonces B y si B, entonces A.
Necesaria y no suficiente	Si A, entonces B o no B, pero si B, entonces A.
No necesaria y suficiente	Si A, entonces B. Si B, entonces A o no A.
No necesaria y no suficiente	Si A, entonces B o no B. Además, si B, entonces A o no A.

En la tabla 2-2 se detallan los tipos de relaciones condicionales entre la causa (A) y el efecto (B). Además, Rothman contempla relaciones multicausales, como ocurre en fisiología, y distingue entre causas competentes que contribuyen a formar un conglomerado que constituye una causa suficiente. Las causas suficientes son el conjunto de causas que producen un fenómeno. Por último, distingue entre causas necesarias que indican el conjunto de causas competentes que forman parte del conjunto de causas suficientes para un efecto en particular. Por lo tanto, una o más causas competentes pueden formar parte de un conjunto de causas suficientes de distintos eventos y, además, dos causas competentes que forman parte de una causa suficiente tendrán una interacción biológica y no podrán actuar por sí solas a menos que actúen en conjunto. Un punto importante del modelo propuesto por Rothman es que no exige especificidad, por lo tanto, un mismo efecto puede ser producido por diferentes causas (17, 19).

Además, para establecer una relación causal es indispensable que se cumplan ciertas características: temporalidad, que indica que la causa precede al efecto; dirección, es decir, la relación va de la causa al efecto; y asociación, que indica la cuantificación de la constancia de la relación. Si se considera el modelo de Bradford Hill aplicado al estudio de enfermedades no infecciosas, se incluyen las características anteriores y se suman: fuerza de asociación, consistencia, especificidad, gradiente biológico, plausibilidad biológica, coherencia, evidencia experimental y analogía (19).

La representación gráfica de la relación causa-efecto de los fenómenos biológicos puede ser simple o muy compleja, como se muestra en la figura 1-2. En el primer caso, bastaría con indicar el cambio en la variable o factor (causa) y el efecto que se produce (figura 2-1A). Sin embargo, cuando se trata de describir un fenómeno biológico como un mecanismo causal, la relación puede resultar en la interacción de múltiples causas, mediadores, modificadores, procesos o sistemas que en conjunto contribuyen a la generación del efecto (figura 2-1B). En este sentido, un mediador es una variable intermedia entre la cadena de eventos de la causa y el efecto, es decir, la causa ejerce su efecto a través de una vía indirecta en la cadena de eventos preestablecidos.

En cambio, una variable modificadora influye en el proceso, la dirección o la relación causal. Por último, es importante considerar la interacción en los mecanismos causales, lo que nos permite evaluar el efecto conjunto de dos o más variables sobre el resultado. Entonces, se puede hablar de interacciones sinérgicas, que indican que el efecto conjunto de las variables tiene un mayor efecto que la suma individual de la respuesta esperada para cada variable. Sin embargo, puede existir una interacción antagónica cuando el efecto conjunto es menor que la suma de los efectos individuales (20). En resumen, la elección de la representación de un modelo simple o complejo dependerá del grado de conocimiento que se tenga sobre el fenómeno o del grado de integración y razonamiento por parte del profesor o el estudiante.

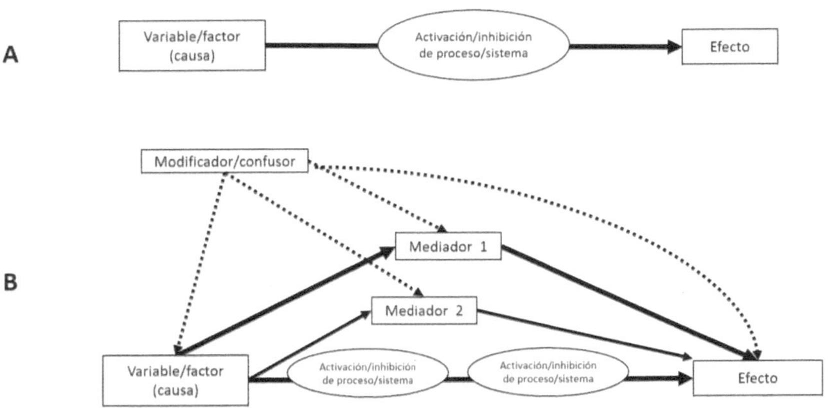

Figura 2-1. *Representación gráfica de los modelos de causalidad en la descripción de los fenómenos biológicos.*

Desempaquetamiento del «concepto de causalidad»

1. **Identificación de eventos relacionados**
   1.1. En el estudio de la causalidad, se identifican eventos o fenómenos que parecen estar relacionados de alguna manera.
   1.2. Estos eventos pueden incluir causas y efectos potenciales.
2. **Observación de patrones**
   2.1. Se observan patrones en la ocurrencia de eventos, lo que sugiere una posible relación causal.
   2.2. Los patrones pueden implicar que la presencia o ausencia de un evento está relacionada con la ocurrencia de otro.
3. **Hipótesis de causalidad**
   3.1. Los investigadores formulan hipótesis que describen la relación de causa y efecto entre los eventos.
   3.2. Las hipótesis de causalidad pueden ser simples (un evento causa otro) o complejas (varios eventos interactúan para causar un efecto).
4. **Diseño de estudios de causalidad**
   4.1. Se diseñan estudios específicos para investigar la relación causal propuesta.
   4.2. Los estudios pueden ser experimentales u observacionales, dependiendo de la ética y la viabilidad de manipular variables.
5. **Manipulación de variables**
   5.1. En los estudios experimentales, los investigadores manipulan de manera deliberada una variable

independiente (causa) para observar su efecto en una variable dependiente (efecto).

5.2. En los estudios observacionales, se recopila información sobre las variables de interés sin intervenir directamente en ellas.

6. **Recopilación de datos y análisis**

6.1. Se recopilan datos detallados sobre los eventos y sus relaciones.

6.2. Los datos se analizan con estadísticas para determinar si existe una asociación significativa entre la causa y el efecto.

7. **Establecimiento de causalidad**

7.1. Si los datos demuestran una relación consistente entre la causa y el efecto, se puede establecer la causalidad.

7.2. La fuerza de la causalidad puede variar, desde relaciones débiles hasta relaciones fuertes y directas.

8. **Revisión continua**

8.1. La comprensión de la causalidad puede evolucionar con el tiempo a medida que se acumula más evidencia.

8.2. Los investigadores pueden refinar y ajustar sus hipótesis y conclusiones a la luz de nueva información.

9. **Limitaciones**

9.1. Se reconocen las limitaciones en la investigación de causalidad, como la posibilidad de variables no controladas o relaciones multifactoriales que no demuestren causalidad sino solo relación.

Práctica instruccional en el laboratorio de fisiología

El laboratorio de fisiología forma parte del curso de la asignatura biomédica de fisiología, que se imparte durante el segundo año de la carrera de Médico Cirujano en la Facultad de Medicina de la UNAM. Se basa en un modelo curricular mixto por asignaturas con enfoque en competencias, con el objetivo de impulsar el proceso permanente de aproximación a la educación basada en competencias (21).

Uno de los objetivos principales del laboratorio de fisiología es promover el desarrollo de la capacidad de razonamiento y habilidades para la resolución de situaciones cotidianas mediante la aplicación del método científico en la realización de prácticas de laboratorio. Por lo tanto, es importante aplicar el conocimiento adquirido en la sección teórica del curso para dar sentido al aprendizaje en el contexto de la enseñanza de la fisiología en medicina.

Además, en el laboratorio de fisiología se busca combinar el estudio individual con el trabajo en equipo. Este enfoque fomenta el desarrollo de habilidades de reflexión y razonamiento, así como habilidades de comunicación como asertividad, empatía, tolerancia y capacidad de escucha. De igual manera, se incentiva la eficiente redistribución del trabajo (21).

El laboratorio de fisiología tiene una duración de 34 semanas, con una dedicación de 4 horas continuas a la semana. Antes de cada clase, los estudiantes tienen acceso a las prácticas de laboratorio propuestas por el departamento. Esto les permite leer el material de referencia y responder a una serie de preguntas básicas sobre el tema que se desarrollará durante la clase.

El objetivo es evitar que los estudiantes adopten un rol pasivo y avancen de la memorización a la comprensión, análisis y aplicación del conocimiento para plantear y resolver problemas. Por lo tanto, es importante que durante el curso se fomente la discusión activa en diferentes tipos de actividades que aborden el tema a tratar durante la clase, sacando a los estudiantes de su zona de confort al introducir preguntas sobre temas relacionados pero desconocidos o actividades en las que no reciban información suficiente para llegar al resultado correcto. Todo esto con el fin de simular, en mayor medida, situaciones del mundo real.

Causalidad en la enseñanza del laboratorio de fisiología

Para desarrollar de manera explícita el contexto en el que se propone llevar a cabo el curso y facilitar el aprendizaje activo, se dividió la estructura de la siguiente manera:

1) Introducción al concepto de causalidad y mecanismos causales

El curso de laboratorio de fisiología comienza con una introducción al método científico y clínico para el estudio de la fisiología. El objetivo es que el estudiante sea capaz de aplicar una serie de pasos lógicos, prácticos y confiables para resolver problemas en el campo de la fisiología. Por lo tanto, abordar en conjunto las definiciones básicas de un concepto fundamental que se puede aplicar a la descripción de fenómenos biológicos y físicos podrían llevar a la transición desde la memorización hacia el razonamiento y la comprensión de los fenómenos. Dada la diversidad y complejidad de los fenómenos a estudiar en fisiología, es importante destacar que, al considerarlos como mecanismos causales, incluyendo la relación causa-efecto junto con todos sus componentes, es posible incluir un conjunto de vías simples y complejas para obtener una representación más concreta de los mismos.

Durante esta etapa, es importante definir los componentes básicos y enfatizar la importancia del dominio de la terminología para evitar la confusión desde los primeros pasos de la representación de los mecanismos causales y las relaciones causa-efecto. Es relevante señalar a los estudiantes que existen variables que pueden activar un proceso que conduzca a uno o más efectos, incluso, para lograr un efecto en algún nivel de organización, puede ser necesario contar con la participación conjunta de múltiples variables (causas) o que una causa puede tener un efecto positivo o negativo y condicionar un cambio en la función biológica. Todas estas posibles relaciones condicionales se describen en la tabla 2-2.

Otro punto importante durante la introducción al concepto es la diferenciación entre los términos: variable confusora, modificadora, efecto directo, efecto indirecto y variable mediadora. A menudo, como docentes, damos por sentado el entendimiento de estos términos y los utilizamos de manera que resulta impreciso para el estudiante poder diferenciarlos. Por lo tanto, además de presentar las definiciones como tales, es importante proporcionar ejemplos claros que refuercen las diferencias entre cada uno de ellos. Se debe comenzar con ejemplos simples que describan un fenómeno de manera general para resaltar cómo ciertas variables asumen un rol u otro dependiendo del mecanismo a describir.

Por último, es esencial diferenciar los mecanismos causales de acuerdo con el nivel de organización: celular, tisular y sistémico. Por ejemplo, un mecanismo causal a nivel sistémico resalta la importancia de la función en virtud de sus partes, componentes, operaciones y su organización en conjunto para el organismo como un todo.

2) Descripción de los mecanismos causales

La planeación de la clase permite desarrollar una guía que proporciona una estructura para lograr un aprendizaje esencial. Por lo tanto, es de suma importancia considerar el tema que se abordará, los objetivos de aprendizaje, la propia estructura de la clase y el entorno del aula (véase figura 2-2). Si bien, los profesores pueden apoyarse en el manual de prácticas de laboratorio proporcionado por el departamento, es importante considerar un enfoque global para conjuntar las diferentes formas en que es posible lograr los objetivos. Considerar las experiencias colectivas de los estudiantes, instructores y del propio profesor permite complementar el abordaje de la clase y esclarecer los objetivos de aprendizaje. Además, considerar la retroalimentación entre pares y estudiantes, así como las revisiones iterativas, permite el desarrollo de una clase con una taxonomía completa (6).

Con el fin de lograr un aprendizaje activo, interactivo y autodirigido, es importante que el estudiante, como entidad activa en el proceso de enseñanza-aprendizaje, revise el contexto y el contenido de la clase. Existen muchas estrategias para fomentar la revisión de los temas previos a la clase. Desde indicar de manera explícita la lectura de ciertos temas hasta la formulación de una serie de preguntas breves y sencillas que abarquen el conocimiento básico que se espera que el estudiante posea. Una estrategia propuesta es la enseñanza justo a tiempo (*Just-in-Time Teaching*). Esta estrategia pedagógica utiliza la retroalimentación entre las actividades en el aula y el trabajo que los estudiantes realizan en casa como método de preparación para la clase en el aula. La finalidad es aumentar el aprendizaje durante el tiempo de clase, mejorar la motivación de los estudiantes, alentarlos a prepararse para la clase y permitir que el profesor ajuste las actividades para satisfacer las necesidades de aprendizaje de los estudiantes (22). En teoría, se incluyen un número reducido de preguntas breves y sencillas que invitan a la reflexión en lugar de la memorización, pero que, si se analizan a fondo, a menudo tienen respuestas complejas. Por lo tanto, se espera que los estudiantes respondan por sí mismos en la medida de lo posible, es decir, se promueve el pensamiento crítico en lugar de la memorización.

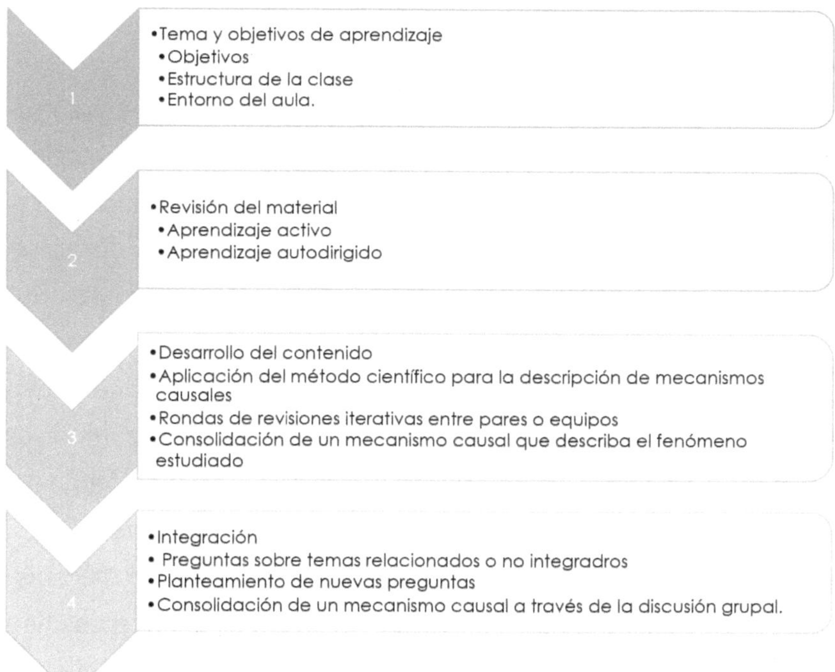

Figura 2-2. *Causalidad en la enseñanza del laboratorio de fisiología: enfoque centrado en la descripción de mecanismos causales.*

El trabajo no termina al enviar la tarea antes de la clase, sino que continúa en el aula. De esta forma, las respuestas enviadas permitirán el flujo de la clase. Para ello, se espera que los estudiantes envíen sus respuestas horas antes de la clase para permitir al profesor revisarlas e incorporar los conocimientos de las respuestas. Aunque la enseñanza justo a tiempo está basada en la web, no es un aprendizaje a distancia, es decir, es una estrategia dentro del aprendizaje activo combinado. Aprovecha la web para mantener un canal de comunicación permanente; sin embargo, el tipo de diálogo y lo que se hace con los datos que fluyen en el canal pueden ser un reto para el docente. Por otro lado, los estudiantes y el profesor se convierten en un equipo de enseñanza-aprendizaje y en un circuito de retroalimentación dentro y fuera del aula, dándoles a los estudiantes control sobre el aprendizaje (22).

Durante la clase, motivar a los estudiantes a resolver las preguntas o problemas planteados en las prácticas de laboratorio a través de una serie de pasos sistematizados para obtener un resultado confiable (método científico) y luego alentar la discusión para indagar sobre la comprensión del mecanismo causal descrito antes de que se les pidiera que resolvieran el problema planteado a través de la experimentación, fomentará el aprendizaje interactivo y autodirigido. Luego, se espera que los estudiantes presenten sus respuestas en forma de un mapa conceptual u otra opción de representación gráfica. Con esto se promueve la comprensión de la jerarquía entre los múltiples factores involucrados en el mecanismo causal (23). Además, permitirá verificar si los conceptos han sido asimilados de manera adecuada y si existen puntos débiles en la comprensión de los mecanismos causales estudiados.

3) Integración de múltiples variables y/o procesos

Debido a que los mecanismos causales en fisiología pueden ser complejos, su comprensión resulta, en algunas ocasiones, difícil, ya que se requiere que los estudiantes consoliden una gran cantidad de información, incluso de los diferentes niveles de organización (celular-sistema). Por lo tanto, para motivar a los estudiantes a integrar diferentes vías, procesos o funciones dentro de un mecanismo causal, es necesario simular situaciones de la vida real, como por ejemplo la correlación clínica. Integrar este tipo de situaciones desafía a los estudiantes a salir de su zona de confort, además de brindarles ejemplos más relacionados con la práctica clínica futura (23).

También es posible retar al estudiante al poner en discusión preguntas sobre temas relacionados o no integrados en el mecanismo causal desarrollado, así como promover el planteamiento de nuevos experimentos o explorar diferentes resultados al modificar ciertas variables no consideradas antes. En este sentido, las estrategias pueden ser variadas y deberán adaptarse a la dinámica de la clase para propiciar un ambiente adecuado para el aprendizaje activo y autodirigido.

Al final, puede resultar necesaria la consolidación del mecanismo causal a través del proceso del razonamiento y la discusión activa entre el grupo y el profesor. La finalidad de esta estrategia es realizar una representación gráfica o conceptual del mecanismo causal que integre por completo el conjunto de factores, procesos y funciones involucrados, así como los componentes de la relación causa-efecto.

Resultados de aprendizaje y evaluación

Existe una gran variedad de técnicas de evaluación; algunas resultan interactivas y permiten dirigir las clases o sesiones. Sin embargo, la mayoría se centra en verificar la comprensión de los conceptos clave por parte de los estudiantes (24, 25). Por ejemplo, el uso de preguntas de opción múltiple o preguntas abiertas simples es una forma eficaz de descubrir si los estudiantes han adquirido conceptos erróneos durante su formación (26, 27). A medida que los estudiantes avancen en su formación y adquieran un grado de conocimiento cada vez mayor que les permita integrar y comprender los conceptos, es posible motivar la realización de mapas conceptuales o representaciones gráficas cada vez más complejas. De esta forma, se propicia que los estudiantes combinen procesos, factores y/o distintas vías como parte de un todo, modelos basados en el razonamiento (28).

Además, las técnicas de evaluación utilizadas para evaluar los resultados de aprendizaje deben estar en consonancia con los objetivos de aprendizaje planteados y la propia dinámica de la clase. En este sentido, tanto la evaluación formativa como la sumativa deben promover la integración y el desarrollo del pensamiento reflexivo y crítico. Así como es esperado que dentro y fuera de la clase se mantenga un canal constante de comunicación, durante el proceso de evaluación resulta imperativo, ya que no solo es necesario indicar si se han logrado asimilar los diferentes conceptos, sino que es de suma importancia la retroalimentación durante todo el proceso de evaluación. De esta forma se da al estudiante información específica sobre su desempeño, con la intención de que alcance su máximo potencial de aprendizaje según su etapa de formación (29).

Propiciar la integración como un resultado de aprendizaje permitirá al estudiante reordenar, reestructurar y reunificar los conceptos aprendidos para poder generalizarlos y/o aplicarlos a situaciones cada vez más complejas. Sin embargo, es necesario que el docente promueva la inclusión de actividades de aprendizaje donde el alumno esté en contacto con situaciones que le permitan identificar, plantear, aclarar y resolver problemas de complejidad cada vez mayor. Por lo tanto, la práctica continua permitirá a los estudiantes desarrollar estrategias para generar y reconocer patrones de acción. Sin embargo, uno de los retos para el docente es incorporar el conocimiento de varias disciplinas y resaltar cómo estas se interrelacionan en un mismo mecanismo causal o situación (21).

Conclusiones y perspectivas

La búsqueda constante de estrategias de aprendizaje que fomenten la integración, la comprensión, el razonamiento y el pensamiento reflexivo y crítico sobre la memorización resulta imperativa cuando se busca que el estudiante sea partícipe de su propio proceso de enseñanza-aprendizaje. En fisiología, esto no es ajeno y se han descrito múltiples modelos generales y conceptos fundamentales para brindar a los docentes y estudiantes un panorama claro, donde los objetivos y las estrategias de aprendizaje y evaluación sean asimilables y resulten en un proceso que permita a los estudiantes aplicar los conocimientos adquiridos a situaciones cada vez más complejas o relacionadas con su futura práctica profesional (5, 8, 30).

La aplicación de los conceptos fundamentales descritos por McFarland, et al., busca integrar un modelo general para la enseñanza de la fisiología. Sin embargo, es necesario desarrollar recursos de aprendizaje y evaluación para hacer más productivo el uso de dichos conceptos. Aunque, en primera instancia, parece que la responsabilidad recae sobre los docentes para demostrar, incluso de manera empírica, que las estrategias fomentan el cumplimiento de los objetivos de aprendizaje. El proceso de enseñanza-aprendizaje debe ser visto como un ciclo que permite la retroalimentación, es decir, los estudiantes también pueden proponer o sugerir distintas estrategias, de esta forma el estudiante puede tomar el control de su proceso de enseñanza-aprendizaje.

Al considerar a los conceptos fundamentales como grandes ideas o modelos generales para la enseñanza, no implica que sean en conjunto excluyentes. Si bien, la aplicación de un concepto puede resultar desafiante tanto para el docente como para los estudiantes, enfatizar e integrar otros conceptos fundamentales puede ser de gran beneficio durante la enseñanza de la fisiología (31). Por ejemplo, el uso concomitante del concepto de causalidad junto con otros conceptos como homeostasis, balance de masas, comunicación célula-célula o integración de sistemas, puede facilitar la integración de los mecanismos causales y, por lo tanto, promover un aprendizaje significativo.

En conclusión, es necesario el desarrollo de recursos de aprendizaje que permitan a los estudiantes utilizar los conceptos fundamentales para garantizar el aprendizaje activo, así como el desarrollo de resultados de aprendizaje que permitan evaluar el dominio y la capacidad para aplicar los conceptos a problemas de complejidad creciente a lo largo de su formación.

Referencias

11. Crowther GJ. Teaching the Core Concepts of Physiology: What, Why, and How. CBE Life Sci Educ. 2017 Winter;16(4): fe7. doi: 10.1187/cbe.17-09-0198.
12. Michael J, Modell H, McFarland J, Cliff W. The «core principles» of physiology: what should students understand? Adv Physiol Educ. 2009 Mar;33(1):10-6. doi: 10.1152/advan.90139.2008.
13. Michael J, McFarland J. The core principles («big ideas») of physiology: results of faculty surveys. Adv Physiol Educ. 2011 Dec;35(4):336-41. doi: 10.1152/advan.00004.2011.

14. Michael J, Cliff W, McFarland J, Modell H, Wright A. The Core Concepts of Physiology A New Paradigm for Teaching Physiology. 1st edition. New York, NY: Springer; 2017. DOI: 10.1007/978-1-4939-6909-8.
15. Michael J, McFarland J. Another look at the core concepts of physiology: revisions and resources. Adv Physiol Educ. 2020 Dec 1;44(4):752-762. doi: 10.1152/advan.00114.2020.
16. Couch BA, Brown TL, Schelpat TJ, Graham MJ, Knight JK. Scientific teaching: defining a taxonomy of observable practices. CBE Life Sci Educ. 2015 Mar 2;14(1):ar9. doi: 10.1187/cbe.14-01-0002.
17. Feder ME. Aims of undergraduate physiology education: a view from the University of Chicago. Adv Physiol Educ. 2005 Mar;29(1):3-10. doi: 10.1152/advan.00028.2004.
18. Modell HI. How to help students understand physiology? Emphasize general models. Adv Physiol Educ. 2000 Jun;23(1):101-7. doi: 10.1152/advances.2000.23.1.S101.
19. Garvin-Doxas K, Klymkowsky M, Elrod S. Building, using, and maximizing the impact of concept inventories in the biological sciences: report on a National Science Foundation sponsored conference on the construction of concept inventories in the biological sciences. CBE Life Sci Educ. 2007 Winter;6(4):277-82. doi: 10.1187/cbe.07-05-0031.
20. Robert L. Goldstone & Samuel B. Day. Introduction to « New Conceptualizations of Transfer of Learning», Educational Psychologist. 2012; 47:3, 149-152, DOI: 10.1080/00461520.2012.695710
21. Mauricio Suárez y Cristina Villegas. «Causalidad en la ciencia», Enciclopedia de la Sociedad Española de Filosofía Analítica. 2018 (URL: http://www.sefaweb.es/causalidad-en-la-ciencia/)
22. Craver, Carl and James Tabery, «Mechanisms in Science», The Stanford Encyclopedia of Philosophy (Summer 2019 Edition), Edward N. Zalta (ed.), URL: https://plato.stanford.edu/archives/sum2019/entries/science-mechanisms/
23. MAYR E. Cause and effect in biology. Science. 1961 Nov 10;134(3489):1501-6. doi: 10.1126/science.134.3489.1501.
24. Bechtel W, Abrahamsen A. Explanation: a mechanist alternative. Stud Hist Philos Biol Biomed Sci. 2005 Jun;36(2):421-41. doi: 10.1016/j.shpsc.2005.03.010.

25. Glennan S. Modeling mechanisms. Stud Hist Philos Biol Biomed Sci. 2005 Jun;36(2):443-64. doi: 10.1016/j.shpsc.2005.03.011.
26. Kaplan, D. M., & Craver, C. F. The Explanatory Force of Dynamical and Mathematical Models in Neuroscience: A Mechanistic Perspective*. Philosophy of Science. 2011; 78(4), 601–627. doi:10.1086/661755.
27. Rothman KJ. Causes. Am J Epidemiol. 1976 Dec;104(6):587-92. doi: 10.1093/oxfordjournals.aje.a112335.
28. Méndez GF. Causalidad en cardiología: conceptos en evolución [Causality in cardiology: concepts in evolution]. Rev Med Inst Mex Seguro Soc. 2005 Jul-Aug;43(4):357-63. Spanish. PMID: 16164855.
29. Rothman KJ, Greenland S. Causation and causal inference in epidemiology. Am J Public Health. 2005;95 Suppl 1:S144-50. doi: 10.2105/AJPH.2004.059204.
30. Corraini P, Olsen M, Pedersen L, Dekkers OM, Vandenbroucke JP. Effect modification, interaction and mediation: an overview of theoretical insights for clinical investigators. Clin Epidemiol. 2017 Jun 8;9:331-338. doi: 10.2147/CLEP.S129728.
31. Facultad de Medicina, UNAM. Programa Académico Fisiología; asignatura segundo año. Plan de Estudios 2010. 2018 marzo. Disponible en: https://fisiologia.facmed.unam.mx/wp-content/uploads/2022/02/Temario-fisiologia-mod-lin-evalu.pdf
32. Novak G, Patterson E, Gavrin A, Chistian W. Just-in-Time Teaching: Blending Active Learning with Web Technology. 1st edition. New Jersey: Prentice Hall, Inc. 1998
33. Chirillo M, Silverthorn DU, Vujovic P. Core concepts in physiology: teaching homeostasis through pattern recognition. Adv Physiol Educ. 2021 Dec 1;45(4):812-828. doi: 10.1152/advan.00106.2021
34. Assessment methods in medical education. Int J Health Sci (Qassim). 2008 Jul;2(2):3-7.
35. Morrison J. ABC of learning and teaching in medicine: Evaluation. BMJ. 2003 Feb 15;326(7385):385-7. doi: 10.1136/bmj.326.7385.385.
36. Tannerthies R. Teaching about disinhibition. Am J Physiol. 1999 Dec;277(6):S282. doi: 10.1152/advances.1999.277.6.S281.
37. Silverthorn DU. Uncovering misconceptions about the resting membrane potential. Adv Physiol Educ. 2002 Dec;26(1-4):69-71. doi: 10.1152/advan.00012.2002.

38. Luckie D, Harrison SH, Ebert-May D. Model-based reasoning: using visual tools to reveal student learning. Adv Physiol Educ. 2011 Mar;35(1):59-67. doi: 10.1152/advan.00016.2010.
39. Vives-Varela, Tania, Varela-Ruiz, Margarita, Realimentación efectiva. Investigación en Educación Médica [Internet]. 2013;2(6):112-114. Recuperado de: https://www.redalyc.org/articulo.oa?id=349733227008
40. McFarland J, Wenderoth MP, Michael J, Cliff W, Wright A, Modell H. A conceptual framework for homeostasis: development and validation. Adv Physiol Educ. 2016 Jun; 40(2):213-22. doi: 10.1152/advan.00103.2015.
41. Michael J, Modell H. Validating the Core Concept Of «Mass Balance». Adv Physiol Educ. 2021 Jun 1;45(2):276-280. doi: 10.1152/advan.00235.2020.

Capítulo 4

La evolución como concepto fundamental/ «*core concept*» de la fisiología

Ricardo Jesús Martínez Tapia

«En la biología nada tiene sentido si no se considera bajo la luz de la evolución»
Th. Dobzhansky, 1973

Introducción

En el análisis de los conceptos fundamentales de la enseñanza de la fisiología, la evolución fue considerada como el último de los quince que se deben integrar (1). Sin embargo, es importante resaltar que para el docente implica un gran reto, ya que se enfrenta a la adquisición de nuevos conocimientos y, sobre todo, al no contar con formación profesional previa en este campo, el grado de dificultad pudiera ser mayor. Por otro lado, podría apreciarse como un tema poco relacionado con la medicina y la fisiología, pero cabe recordar que la evolución es considerada la gran teoría unificadora. Hasta el día de hoy, ninguna idea de la biología ha tenido más fuerza científica, ya que ha proporcionado en el pasado y sigue proporcionando en la actualidad un programa de investigación en diversos campos como la paleontología, la biología molecular, la embriología, la ecología, el comportamiento humano y la medicina (2).

En este trabajo «descomprimimos» el concepto de evolución y resaltamos los conceptos que lo conforman, considerados más importantes para la enseñanza de la fisiología. Esto se realizó tomando como base estudios previos enfocados en la enseñanza de la «evolución», principalmente en la carrera de biología y medicina en universidades en el extranjero. Después, se muestran los principales retos en la enseñanza de este concepto en el aula, resaltando la relevancia y la relación de la evolución con la fisiología y la medicina, es decir, de qué manera le sirve al alumno comprender la evolución en su desarrollo profesional. Al final, se presentarán algunos ejemplos didácticos para integrarlo en la enseñanza de la fisiología.

Definición de evolución

La definición que se presenta en este escrito es una declaración de la comprensión actual de cómo se recomienda a los instructores y profesores de fisiología interpretar y utilizar este concepto. Ellos definen la evolución como «el cambio genético en una población a lo largo del tiempo, en el cual ante todo actúan tres mecanismos que impulsan este cambio»:

1. La variación (mutación de genes).
2. La herencia/heredabilidad.
3. La selección.

Cabe resaltar que estos mecanismos actúan en diversos niveles de organización y dan como resultado cambios adaptativos que han producido las relaciones existentes entre estructura y función (3). Esta es la definición que marca el contexto a partir del cual se recomienda el abordaje en la enseñanza de la fisiología. Los conceptos que se desprenden de ella, como se analizará más adelante, son relevantes para que el alumno desarrolle de manera primordial la competencia 1 de pensamiento crítico, juicio clínico, toma de decisiones y manejo de información, y la competencia 4 de conocimiento y aplicación de las ciencias biomédicas en el ejercicio de la medicina, ya que estas le proporcionarán al alumno la capacidad de comprender procesos tanto del orden de la fisiología como de la medicina. Cabe destacar que, para fines del presente escrito y dada la relevancia que podría tener, se abordará el concepto de microevolución, debido a que este sucede en periodos cortos (alrededor de dos generaciones), por lo que es factible que se pueda detectar en la práctica clínica.

El concepto de variación

Es un hecho que los individuos son genéticamente diversos, lo que se manifiesta en diferencias y similitudes morfológicas, fisiológicas y de comportamiento (fenotípico). Sin embargo, es conocido que las fuentes últimas de esta variación son las mutaciones aleatorias, la recombinación genética o la transferencia horizontal de genes y, en los organismos que se reproducen sexualmente, la recombinación de genes. En este sentido, el conjunto completo de genes del genoma de un organismo, el genotipo, sienta las bases de su estructura y comportamiento (fenotipo) y, por lo tanto, de la probabilidad de que sobreviva y se reproduzca, en relación con la de otros miembros de su población en un entorno específico (esto se conoce como aptitud diferencial); esta variación individual (incluida la capacidad reproductiva) es un requisito fundamental para la selección natural (4).

Definición de heredabilidad

La aptitud darwiniana describe cuán exitoso ha sido un organismo en la transmisión de sus genes. En biología, «aptitud» se refiere a una condición biológica en la que una variante competidora aumenta en frecuencia en relación con otras variantes competidoras en una población. Se puede definir de manera simple como una medida de la reproducción total (o relativa) de un organismo con un genotipo particular o variante y que tiene la capacidad de desplazar al genotipo residente en competencia por los recursos disponibles (5,6).

El concepto de selección natural

La selección natural se refiere a una selección no aleatoria en la generación de reproducción entre entidades replicantes, que se debe a menudo e indirectamente a las diferencias de supervivencia en un entorno concreto, y que conduce a un aumento de la proporción de características beneficiosas y heredables dentro de una población de una generación a otra. Este es uno de los mecanismos centrales del cambio evolutivo y es el principal proceso responsable de la complejidad adaptativa en nuestro planeta (6).

Definición de microevolución

Existen otros conceptos relacionados con la evolución; sin embargo, uno se vuelve importante para el aula debido a que el estudiante de medicina podría observarlo en su práctica clínica cotidiana a lo largo de los años: la microevolución. Este concepto hace referencia a un cambio en la frecuencia de genes dentro de una población, por lo que es observable en el fenotipo de generaciones sucesivas, es decir, en periodos cortos. Por ejemplo, entre una generación y la siguiente, disminuye la expresión de un gen que provoca el aumento en la persistencia de las arterias medianas en los antebrazos (7). Estos cambios podrían ocurrir por múltiples razones: debido a que la selección natural favoreció al gen, porque la población recibió nuevos inmigrantes portadores del gen, por una mutación o debido a una deriva genética aleatoria de una generación a la siguiente (8).

De forma general, los cambios microevolutivos en el humano son el marco de conocimiento para la comprensión de la evolución de la inmunidad a ciertas enfermedades y microorganismos, en la aparición de nuevos procesos metabólicos (9), o en la adquisición generalizada de variaciones genéticas (10). Se ha detectado que existe una visión errónea de que el *Homo sapiens*, una vez formado, sigue siendo la misma entidad biológica a lo largo de los siglos. Por lo tanto, es importante resaltar que los seres humanos aún evolucionan en términos de estructuras anatómicas, procesos fisiológicos, patrones de comportamiento y prevalencia de enfermedades (8); sin embargo, transmitir esto en el aula implica un gran reto.

El reto de la enseñanza de la evolución

Sin duda alguna, uno de los principales desafíos a los que se enfrentará el docente que aborde el tema de la evolución es su comprensión y aceptación. Por ejemplo, la dificultad que implica el entendimiento de los conceptos y principios evolutivos debido a las preconcepciones intuitivas con las que llegan los estudiantes al aula, así como la presencia de conceptos erróneos comunes y sesgos cognitivos (11). Algunos trabajos han revisado algunas de las concepciones intuitivas que dificultan la comprensión de la evolución (tabla 3-1) y en las que se incluyen la noción de que los individuos pueden adaptarse, que los rasgos pueden adquirirse durante la vida y después transmitirse a la descendencia, y que la selección natural es un evento en lugar de un proceso (6).

Tabla 3-1. Conceptos relacionados con la evolución por selección natural. Se resumen tanto las interpretaciones conceptuales intuitivas (incorrectas) como las interpretaciones correctas que se pueden encontrar en el aula.

Concepto	Concepción intuitiva (incorrecta)	Interpretación correcta
Variación entre individuos	Raros y/o sin importancia. Desviación de la «esencia» o «tipo» de la especie. No es importante en el cambio evolutivo.	Es común e importante; un requisito fundamental para el cambio evolutivo.
Origen de nuevos rasgos	Surgen en respuesta a la «necesidad». Es siempre beneficioso. La descendencia puede exhibir nuevos rasgos beneficiosos incluso si los padres no los poseían. Los tipos de rasgos nuevos que se producen se determinan en función del entorno.	Surgen de manera no dirigida por mutación aleatoria. Algunos son perjudiciales, otros neutrales y otros son beneficiosos. Son clasificados según los efectos sobre la reproducción del organismo después de que surjan.
Heredabilidad	Solo se transmiten los rasgos beneficiosos. Los cambios físicos beneficiosos en los padres se transmiten a la descendencia. Las diferencias hereditarias entre padres e hijos se deben a la mejora en respuesta a las necesidades.	Los rasgos se heredan de los padres, independientemente de si son beneficiosos o perjudiciales. Los cambios físicos en los padres no se transmiten. Las diferencias hereditarias entre padres e hijos se deben a mutaciones y recombinaciones.

Tabla 3-1. Conceptos relacionados con la evolución por selección natural. Se resumen tanto las interpretaciones conceptuales intuitivas (incorrectas) como las interpretaciones correctas que se pueden encontrar en el aula.

Concepto	Concepción intuitiva (incorrecta)	Interpretación correcta
Adaptación	Es debido a la necesidad o un esfuerzo de cambio por parte de organismos individuales. Los organismos cambian a lo largo de su vida para volverse más capaces de sobrevivir y transmitir estos cambios a la descendencia. Cualquier diferencia entre padres e hijos será en la dirección de una mejora. Toda la especie se transforma en respuesta a la necesidad.	Es debido a diferencias no aleatorias en la supervivencia y reproducción entre individuos variables durante muchas generaciones. Los organismos individuales en sí mismos no cambian. La proporción de rasgos cambia de una generación a la siguiente, ya que algunos rasgos se transmiten a un ritmo mayor que otros.

Tomado, modificado y traducido de Gregory, 2009

Por otra parte, también se han descrito los denominados sesgos cognitivos. Estos se definen como marcos conceptuales intuitivos y emergentes tempranos que pueden beneficiar a los estudiantes jóvenes al centrar su atención en la «entrada» (conocimiento) relevante. Sin embargo, la persistencia de estos sesgos en los estudiantes adultos también puede impedir de manera potencial la comprensión de la evolución (12) y otros conceptos científicos que se presentan como contraintuitivos (13). En este sentido, una tendencia común es ver a los fenómenos naturales como intencionales o dirigidos hacia una meta, lo que se conoce como pensamiento teleológico o «teleología», ya que en este pensamiento se considera que los organismos poseen ciertos rasgos porque estos cumplen funciones que ayudan a la supervivencia (14).

Otro sesgo común de encontrar es el «esencialismo», que es la creencia de que los miembros de una categoría están unidos por una esencia común, que determina las propiedades observables externamente de los miembros. Este tipo de razonamiento esencialista asume que las categorías o rasgos son estables e inmutables en los organismos o grupos de organismos, de tal forma que se puede omitir la variación entre y dentro de ellos (que como ya lo mencionamos es importante para la evolución por selección natural); en gran medida este tipo de pensamiento resulta incompatible con la teoría evolutiva (15,16).

Un último sesgo cognitivo es el «intencionalismo», que considera el estado mental de un individuo como explicación de la causa de un fenómeno. Con este sesgo se enfatiza la intención de adaptación de un individuo, es decir, los individuos reaccionan a los cambios del entorno en lugar de la presión selectiva que actúa sobre las poblaciones enteras (17).

Por otro lado, la naturaleza también se percibe como un agente intencional del cambio evolutivo, lo que impide la comprensión de la aleatoriedad y la probabilidad (18). Aunque la teleología y el intencionalismo puedan estar relacionados de forma estrecha (por ejemplo, las funciones se diseñan de manera intencional), estos pueden distinguirse, ya que el sesgo teleológico es el resultado de una postura de diseño, pero no es necesariamente intencional (12). En la tabla 3-2, se enlistan los principales sesgos cognitivos respecto a la evolución.

Tabla 3-2. Una visión general de los tres principales sesgos cognitivos (esencialismo, teleología e intencionalismo) y cómo dificultan la comprensión de los conceptos evolutivos

Sesgo cognitivo	Como impiden la comprensión de:
Teleología	• La aleatoriedad (variación), porque los rasgos nuevos surgen en respuesta a la necesidad o a la presión selectiva. • La variación, cuando un rasgo se aplica por igual a todos los individuos de una población porque el rasgo cumple una finalidad.
Esencialismo	• La variación, porque pasa por alto la variación dentro de las especies. • Las especies como individuos dentro de las poblaciones que se ven afectados de forma diferente por el entorno, porque las especies se perciben como tipos biológicos.
Intencionalismo	• Las poblaciones que evolucionan en lugar de individuos que reaccionan, porque se hace hincapié en la intención de adaptación de un individuo. • Procesos probabilísticos, porque la naturaleza se percibe como un agente consciente que conduce al cambio evolutivo.

Tomado, modificado y traducido de Bruckerman et al., 2021.

Otros factores que pueden reforzar y ampliar los prejuicios cognitivos son los culturales y de actitud. Por ejemplo, la religión, el nivel de educación familiar, las actitudes dentro del grupo social y la exposición previa a medios de comunicación negativos sobre la evolución pueden contribuir a una baja aceptación que, a su vez, puede aumentar la resistencia al aprendizaje de esta (19,20). Además, debido a algunos de estos conceptos erróneos y prejuicios, la naturaleza diversa, profunda, multicausal y multinivel de la evolución y sus resultados emergentes pueden resultar difíciles de entender para los estudiantes (11).

También, un problema común para la enseñanza se refiere al estatus de la selección natural como idea científica basándose en el uso del término «teoría científica». Esto se termina por interpretar como algo que los científicos plantean no como un hecho probado, sino como una narrativa explicativa que es conjetural y está abierta a la revisión. Sin embargo, esto no debe entenderse como que la selección natural es una idea de bajo estatus dentro de la ciencia. Para los científicos, las teorías son sistemas de conceptos bien desarrollados que están fuertemente respaldados por pruebas y que han demostrado tener un considerable poder explicativo y predictivo. Aunque el conocimiento científico es, en principio, provisional, algunas teorías, como la de la selección natural, están tan bien sustentadas que se acercan a ser consideradas como un hecho para la mayoría de los propósitos. Sin embargo, desde el punto de vista técnico, no se han «demostrado», ni podrán hacerlo nunca (21).

Desempaquetamiento del concepto de evolución

1. **Variabilidad genética**
   - 1.1. La evolución comienza con la existencia de variabilidad genética dentro de las poblaciones de una especie.
   - 1.2. Esta variabilidad proviene de mutaciones genéticas, recombinación genética y otros procesos.
2. **Selección natural**
   - 2.1. En un entorno dado, ciertos individuos con características genéticas favorables tienen una mayor probabilidad de sobrevivir y reproducirse.
   - 2.2. La selección natural implica la adaptación de las poblaciones a su entorno a lo largo del tiempo.

3. **Herencia de características adaptativas**
   3.1. Las características adaptativas (ventajosas) se transmiten a las generaciones futuras a través de la reproducción.
   3.2. Las características que aumentan la aptitud (la capacidad de sobrevivir y reproducirse) tienden a difundirse en la población.
4. **Cambios en las frecuencias genéticas**
   4.1. Con el tiempo, las frecuencias genéticas de las características adaptativas aumentan en la población, mientras que las frecuencias de características desventajosas disminuyen.
   4.2. Esto conduce a cambios genéticos en la población a lo largo de generaciones sucesivas.
5. **Especiación**
   5.1. A lo largo de períodos muy largos, las poblaciones pueden acumular cambios genéticos suficientes para que se formen nuevas especies.
   5.2. La especiación implica la divergencia de características y la incapacidad de los individuos de diferentes especies para reproducirse entre sí.
6. **Diversidad de la vida**
   6.1. A través del proceso de evolución, se ha generado una diversidad asombrosa de formas de vida en la Tierra.
   6.2. La evolución explica la relación entre todas las formas de vida en un árbol filogenético de ancestros comunes.
7. **Evidencia empírica**
   7.1. La teoría de la evolución se basa en una amplia gama de evidencia empírica, incluyendo fósiles,

comparaciones anatómicas, evidencia genética y observaciones de campo.

7.2. La evidencia respalda la idea de que todas las formas de vida comparten un ancestro común y han cambiado a lo largo del tiempo.

8. Tiempo geológico

8.1. La evolución opera en escalas de tiempo geológico, a menudo en millones de años.

8.2. Los cambios evolutivos pueden ser sutiles en el corto plazo, pero significativos en el largo plazo.

9. Difusión de la teoría de la evolución

9.1. La teoría de la evolución es aceptada de manera amplia y se enseña en todo el mundo como una base fundamental de la biología.

9.2. La comprensión de la evolución sigue cambiando a medida que se acumula nueva evidencia y se desarrollan teorías más precisas.

Importancia de la evolución en la fisiología y la medicina

¿Cuáles conocimientos de la biología evolutiva pueden influir en la docencia de la fisiología para mejorar la comprensión de sus procesos de estudio y/o de los procesos de salud y enfermedad? Y, sobre todo, ¿cómo mejora la enseñanza de la fisiología en las aulas de las escuelas y facultades de medicina? Primero, consideraremos la fisiología a partir de un objetivo general, que es «el estudio de las funciones y actividades de la materia viva como tal (como los órganos, tejidos o células) y de los fenómenos físicos y químicos involucrados». Al incluir la «materia viva», la fisiología también puede considerarse como una disciplina que puede estar en la intersección de otras áreas como la ecología, la biología del comportamiento, la biología del desarrollo y la biología molecular.

Con base en lo anterior, podemos considerar que la biología evolutiva le proporciona a la fisiología un marco general e integral para concebir al ser humano como una especie que habita en el planeta Tierra y, por lo tanto, se ve influenciado por su hábitat en diversas formas (22). En este sentido, nuestra salud individual y colectiva son modificadas por diversos factores, como el medio ambiente, nuestras variantes genéticas heredadas y somáticas, la exposición variable a patógenos, las dietas y estilos de vida, nuestros sistemas sociales y nuestras innovaciones culturales, además de que ninguno de estos factores es estático y todos interactúan entre sí (23).

Por otro lado, comprender la evolución de los mecanismos fisiológicos equivale a comprender sus causas tanto a nivel próximo como último, lo que promueve la comprensión de los actores que facilitan y limitan los procesos evolutivos (24), así como las causas y soluciones de las patologías humanas (25,26). Por ejemplo, al considerar los procesos evolutivos como continuos, se puede comprender que nuestros genomas individuales reflejan historias complejas de adaptación pasada y deriva genética a lo largo del tiempo; esto significa la interrelación entre diversos campos de estudio como la ecología evolutiva, el cambio ambiental y la salud moderna, sin embargo, estas relaciones no siempre son sencillas de comprender (23).

También, como parte del análisis de los conceptos fundamentales de la fisiología, cabe resaltar que la evolución está íntimamente relacionada con muchos de ellos, como el de niveles de organización o comunicación célula-célula, y esto puede demostrarse con la siguiente declaración:

Considere cómo, a través del control de orden superior, los sistemas fisiológicos influencian procesos moleculares básicos, como la actividad hormonal, las redes metabólicas o la regulación de electrolitos, por nombrar solo algunos. Estos representan sistemas fisiológicos que no están restringidos a una actividad genética específica y, por el contrario, afectan el comportamiento de numerosas células, tejidos y procesos de desarrollo a la vez. Dichos sistemas funcionales pueden ser en sí mismos un objetivo de selección, pero, lo que es más importante, también pueden afectar el ritmo y la direccionalidad del cambio evolutivo. En estos casos, el resultado fenotípico no es una consecuencia inmediata de la selección natural, sino una consecuencia de las propiedades funcionales del sistema dado (22).

Esto en definitiva contribuye a reforzar la enriquecedora visión que plantean los conceptos fundamentales y, sobre todo, lo novedoso de su implementación en la enseñanza de la fisiología; sin embargo, mucho camino falta por recorrer. Si analizamos en la actualidad de manera formal y cuantitativa los planes de estudios de las carreras de medicina y los programas de las materias de fisiología, podremos observar que prácticamente no se considera a la evolución en ningún aspecto para su enseñanza, ya sea como una materia o, como en el caso del presente trabajo, incluyéndola como un concepto fundamental. A pesar de ello, la importancia de que los docentes la incluyan en su aula radica en que el conocimiento de la evolución proporciona a los médicos un marco integrador que vincula fragmentos de conocimiento que de otro modo serían dispares. En este sentido, la evolución reemplaza la visión prevaleciente de los cuerpos como máquinas, con una visión biológica de los cuerpos formados por procesos evolutivos (27) y, también, desarrolla en los alumnos un «pensamiento evolutivo» (28).

Por último, un concepto que ha surgido desde los años 80 es el de 'medicina evolutiva', un área en desarrollo que proporciona una integración de la evolución con la medicina. De hecho, diversos autores han resaltado que puede contribuir con un enfoque diferente, e inclusive mejorar la enseñanza de la medicina en varios aspectos, por ejemplo (29):

1. Comprender los orígenes evolutivos de la diversidad genética dentro y entre las poblaciones humanas ayuda a los médicos a realizar diagnósticos adecuados y planificar los tratamientos.
2. Los patógenos y los tumores son poblaciones en evolución. Se debe tener en cuenta este proceso durante el diagnóstico, tratamiento y control.
3. La evolución proporciona herramientas analíticas, como la filogenética y la genética de poblaciones, que se utilizan en el diagnóstico para identificar patógenos, rastrear fuentes de infección, determinar la ascendencia de los pacientes e interpretar los marcadores genéticos de riesgo de enfermedad.

   La incorporación de la perspectiva de la medicina evolutiva en nuestros planes y programas de estudio para la licenciatura de medicina fomentaría una comprensión de la vida en términos tanto de su historia como de su futuro, es decir, plantearía que las formas de vida y los ecosistemas son cambiantes, que han surgido y se han modificado durante miles de millones de años, así como los mecanismos que provocaron estos cambios; y finalmente, que estos últimos aún continúan dando forma al futuro de la vida en nuestro planeta Tierra (30).

4. Comprender los orígenes evolutivos de la diversidad genética dentro y entre las poblaciones humanas, ayuda a los médicos a realizar diagnósticos adecuados y a planificar los tratamientos.
5. Los patógenos y los tumores son poblaciones en evolución. Se debe tener en cuenta este proceso durante el diagnóstico, tratamiento y control.
6. La evolución proporciona herramientas analíticas, como la filogenética y la genética de poblaciones, que se utilizan en el diagnóstico para identificar patógenos, rastrear fuentes de infección, determinar la ascendencia de los pacientes e interpretar los marcadores genéticos de riesgo de enfermedad.

Estrategias para la enseñanza del concepto de evolución en fisiología

Los obstáculos presentados de manera previa, como parte del desafío que representa la enseñanza del concepto de evolución en fisiología, convierten esto en un gran desafío. Investigaciones educativas previas han documentado el aprendizaje erróneo del concepto de evolución en estudiantes de medicina (31) y, desde una perspectiva general, muchos estudiantes continúan manteniendo puntos de vista teleológicos y esencialistas sobre la evolución que son lógicamente incompatibles con los principios de la ascendencia común y la selección natural (16).

Una manera de fomentar el aprendizaje y la comprensión del concepto de evolución es a través de estrategias de aprendizaje experiencial, ya que los principios evolutivos son ajenos a la experiencia cotidiana, y si uno de los objetivos del aprendizaje de los conceptos fundamentales es transferir conocimientos, la mejor estrategia es utilizar sus conocimientos previos, escenarios motivadores y actividades integradas. En este sentido, una forma adecuada de lograr que los estudiantes analicen la importancia del concepto de evolución en su formación médica es a través de visitas a museos. Se ha documentado que la visita a este tipo de lugares tiene un componente cognitivo en el proceso de enseñanza-aprendizaje de los estudiantes y que puede utilizarse como una herramienta de aprendizaje experiencial exitosa en el aula (32). Existe un análisis interesante que clasifica en cuatro categorías las experiencias museísticas que pueden encontrar los alumnos (32):

1. Experiencias de objetos (cuando los visitantes se sienten conmovidos por la belleza, ven cosas raras/poco comunes/valiosas o ven «lo real»).
2. Experiencias cognitivas (cuando los visitantes enriquecen su comprensión y/o obtienen información o conocimiento).
3. Experiencias introspectivas (cuando los visitantes reflexionan sobre el significado de lo que estaban mirando, imaginando otros tiempos o lugares, recordando sus viajes o experiencias de la infancia y otros recuerdos, sintiendo una sensación de conexión).
4. Experiencias sociales (cuando los visitantes pasan tiempo e intercambian ideas con amigos, familiares u otras personas de ideas afines).

En México, existe el «Museo de Historia Natural y Cultura Ambiental» que cuenta con una exhibición permanente denominada: «Evolución humana, una mirada a nuestros orígenes». Se puede comenzar por invitar a los estudiantes a visitar el museo y, durante o después de su visita, responder un cuestionario establecido de manera previa y, al final, tomar evidencia de su visita. Luego, la información recopilada se puede utilizar para desarrollar el tema de la evolución en una sesión posterior. Se recomienda al profesor realizar un cuestionario previo a la visita para enfocar los conceptos (33), por ejemplo:

Los científicos han descubierto que más del 98% del ADN humano y del chimpancé es idéntico. Los chimpancés y los humanos modernos son similares en muchos aspectos, pero diferentes en otros. ¿Cómo explicaría estas observaciones?

Por otro lado, una forma de forjar conexiones entre las experiencias y conocimientos previos con lo que se va a adquirir respecto a la evolución puede ser a través del estudio de casos realistas y profundos en el ámbito de la evolución y la fisiología:

Ejemplo 1:

Unidad temática I: Fisiología celular y del sistema nervioso

Tema 2: Fisiología del sistema nervioso

Subtema 2.6. Sentidos químicos: olfato y gusto

Título: *La variación en la percepción al sabor amargo*

Contexto: El gusto y las sensaciones orales varían en todos los humanos, y parte de esta variación presenta una base genética. Sobre todo, dos fenotipos comúnmente medidos son el sabor amargo del propiltiouracilo (PROP) y el número de papilas fungiformes en la lengua anterior. Si bien, el control genético de la papila fungiforme aún no está del todo claro, el sabor amargo del PROP se asocia a la variación alélica en el gen del receptor del gusto TAS2R38. En este sentido, los dos alelos comunes son el AVI y PAV (Prolina, Alanina, Valina e Isoleucina). Las personas homocigotas AVI/AVI perciben la PROP como menos amarga que los portadores heterocigotos u homocigotos de PAV (34) (Duffy et al., 2010). Diversos estudios han encontrado que las personas que son heterocigotas u homocigotas para el haplotipo PAV presentan al sabor amargo una mayor y moderada sensibilidad, respectivamente (lo que resulta en un menor consumo de vegetales), mientras que aquellas que son homocigotas para el haplotipo AVI presentan una baja sensibilidad al sabor amargo. Cabe resaltar que el haplotipo homocigoto PAV se asocia con la evitación de alimentos de sabor amargo como el repollo, el brócoli, el café, el té, el chocolate y las bebidas alcohólicas (35,36). Formar equipos de trabajo y mediante el uso de las tecnologías de la información y la comunicación, realizar una búsqueda electrónica que les permita responder a las siguientes preguntas:

1. ¿Cómo perciben los humanos los diferentes sabores que existen? ¿Cuántos sabores se han descrito que percibimos los humanos?
2. ¿Qué controla la presencia de los diferentes receptores para el gusto en la lengua? Busca y menciona un ejemplo diferente al presentado en el contexto de esta actividad.
3. ¿El mapa de la lengua presentado en los diferentes libros de fisiología es correcto? Responde por qué sí o por qué no.
4. ¿Qué es el propiltiouracilo (PROP)?
5. ¿Qué distingue a un receptor del gusto en una persona que es un «catador» de alguien que es un «no catador de PROP»?
6. ¿En qué se diferencian los haplotipos del receptor PROP?
7. ¿Cuáles son algunos factores ambientales que pueden influir en los fenotipos de los catadores de PROP?
8. Propón una ventaja de ser un catador de PROP.
   a. Las personas que pueden saborear PROP pueden tener más probabilidades de percibir compuestos

tóxicos en las plantas, muchas de las cuales tienen un sabor amargo.

9. Propón una ventaja de ser un no catador de PROP.
    a. Los no catadores tienen una clara preferencia por los alimentos ricos en grasas y más dulces. También muestran una mayor ingesta de alcohol y una mayor tasa de alcoholismo (37).

Para consultar información adicional:

https://www.hsph.harvard.edu/nutritionsource/2016/05/31/super-tasters-non-tasters-is-it-better-to-be-average/

Ejemplo 2:

Unidad temática III: Fisiología endocrina y digestiva
Tema 7: Fisiología del sistema digestivo
Subtema 7.5. Digestión y absorción de nutrientes
Título: *La persistencia de la lactasa*
Contexto: Hace tan solo 10.000 años, ningún humano más allá de la infancia podía digerir el azúcar de la leche o lactosa (no persistencia de lactosa [NPL]). Los bebés siempre producían lactasa, la enzima que descompone este azúcar, pero después del destete, la producción de lactasa se detenía. Luego, llegó el ganado a la vida del Homo sapiens. En algún momento durante los últimos 10.000 años, diferentes poblaciones que criaban ganado o camellos en el norte de Europa, África oriental y Oriente Medio, adquirieron la capacidad de digerir la leche de por vida. Ciertas variantes genéticas se volvieron predominantes y causaron que la producción de lactasa continuara hasta la edad adulta. La «intolerancia a la lactosa» es un problema bastante común con el que el médico general

puede enfrentarse en la consulta rutinaria, debido a los signos y síntomas característicos, es decir, diarrea, náuseas, cólicos estomacales, borborigmos, etc., que suelen comenzar entre 30 minutos y 2 horas después de comer o beber alimentos con lactosa. Sin embargo, al considerar el contexto evolutivo es de resaltar que la mayoría de los humanos presentan una NPL y por lo tanto están en riesgo de intolerancia a la lactosa cuando siguen las pautas dietéticas, que comúnmente recomiendan la leche. Para una correcta expresión y concientización de esta perspectiva, los médicos deberían evitar términos de uso frecuente como «deficiencia de lactosa» o «mala digestión de la lactosa» para describir la causa de la intolerancia a la lactosa y, en su lugar, utilizar NPL, que no implica patología, y en su lugar reconoce que es la forma común, en lugar de la excepción, entre los humanos (9,38,39).

1. ¿Defina «intolerancia a la lactosa»?
2. ¿Qué sucede con la expresión del gen de la lactasa cuando se desteta a un bebé de la leche materna?
3. ¿Qué tipo de carbohidrato es la lactosa? ¿Puede ser absorbido por las células del intestino delgado? ¿Qué azúcares simples forman la molécula de lactosa? ¿En qué parte del sistema digestivo se absorben estos azúcares?
4. Mencione qué síntomas clínicos puede ocasionar la intolerancia a la lactosa y explique el mecanismo.
5. ¿Defina «persistencia de lactasa»?
6. ¿Qué causa la persistencia de la lactasa? Sea específico.
7. ¿Por qué la persistencia de la lactasa es más frecuente en las poblaciones indígenas del norte de Europa y partes de África que en otras regiones del mundo?
8. Explique la conexión entre la domesticación del ganado y la prevalencia de la persistencia de lactasa.

9. Si las mutaciones ocurren al azar, explique por qué las mutaciones de persistencia de lactasa se encuentran en algunas poblaciones y no en otras.
10. ¿Puede surgir el mismo rasgo de diferentes cambios genéticos? Explique.

Conclusiones

La evolución es un tema de suma importancia que debe ser considerado como un concepto fundamental en la enseñanza de la fisiología. Esta perspectiva le muestra al alumno un panorama integrativo del ser humano a lo largo del tiempo y le ayuda a comenzar a incorporar conceptos de variación, heredabilidad y selección natural en su pensamiento. Este enfoque orienta al estudiante hacia los conocimientos que adquirirá en los siguientes años de la carrera de médico cirujano, sobre todo en el conocimiento de orden clínico.

Independientemente de los puntos de vista dispares sobre el origen de los humanos que sostienen los seguidores de diferentes religiones o de teorías científicas, es un hecho que ocurren cambios en los genes y fenotipos humanos de generación en generación. Los cambios microevolutivos en los linajes humanos ayudan a comprender la evolución de la inmunidad a las enfermedades, la aparición de procesos metabólicos, como la tolerancia a la lactosa, o la adquisición generalizada de variaciones genéticas, como la capacidad de procesar etanol, todas relevantes en el contexto clínico de la medicina.

Es necesario comprender que la integración de la evolución en el temario de la fisiología será compleja, ya que implica que al inicio el docente adquiera conocimientos evolutivos y, en segundo lugar, debe entenderse que la evolución por selección natural es problemática porque, aunque es intelectualmente satisfactoria para la persona que la domina y, de hecho, a menudo llega a parecer una idea «sencilla» para los biólogos experimentados o personal con el saber adquirido, solo tiene pleno sentido cuando se coordinan una serie de ideas diferentes en un esquema complejo.

Al final, dentro del currículum de la licenciatura de médico cirujano, al encontrarse dentro de las materias básicas, la fisiología se presenta como una gran oportunidad para introducir al estudiante en un marco teórico evolutivo, para que luego pueda comenzar a utilizarlo en la práctica clínica. Cabe resaltar que esto no tendría un impacto inmediato en las decisiones terapéuticas del día a día, pero sí puede dar lugar a nuevas ideas clínicas al proporcionar un contexto de evaluación para el estudio de casos clínicos individuales.

Referencias

1. Michael J, McFarland J. The core principles («big ideas») of physiology: results of faculty surveys. Adv Physiol Educ. diciembre de 2011;35(4):336-41.
2. Lyons SL. Evolution. Abingdon, Oxon ; New York, NY: Routledge; 2011. 198 p. (The basics).
3. Michael J, McFarland J. Another look at the core concepts of physiology: revisions and resources. Adv Physiol Educ. 1 de diciembre de 2020;44(4):752-62.
4. Tibell LAE, Harms U. Biological Principles and Threshold Concepts for Understanding Natural Selection: Implications for Developing Visualizations as a Pedagogic Tool. Sci Educ. noviembre de 2017;26(7-9):953-73.
5. Demetrius L, Ziehe M. Darwinian fitness. Theor Popul Biol. noviembre de 2007;72(3):323-45.
6. Gregory TR. Understanding Natural Selection: Essential Concepts and Common Misconceptions. Evol Educ Outreach. junio de 2009;2(2):156-75.

7. Lucas T, Kumaratilake J, Henneberg M. Recently increased prevalence of the human median artery of the forearm: A microevolutionary change. J Anat. octubre de 2020;237(4):623-31.
8. Rühli FJ, Henneberg M. New perspectives on evolutionary medicine: the relevance of microevolution for human health and disease. BMC Med. diciembre de 2013;11(1):115.
9. Matthews SB. Systemic lactose intolerance: a new perspective on an old problem. Postgrad Med J. 1 de marzo de 2005;81(953):167-73.
10. Carrigan MA, Uryasev O, Frye CB, Eckman BL, Myers CR, Hurley TD, et al. Hominids adapted to metabolize ethanol long before human-directed fermentation. Proc Natl Acad Sci. 13 de enero de 2015;112(2):458-63.
11. Hanisch S, Elrdosh D. Conceptual clarification of evolution as an interdisciplinary science [Internet]. EdArXiv; 2020 mar [citado 26 de mayo de 2022]. Disponible en: https://osf.io/vr4t5
12. Evans EM. Cognitive and Contextual Factors in the Emergence of Diverse Belief Systems: Creation versus Evolution. Cognit Psychol. mayo de 2001;42 (3):217-66.
13. Bloom P, Weisberg DS. Childhood Origins of Adult Resistance to Science. Science. 18 de mayo de 2007;316(5827):996-7.
14. Kelemen D. Teleological Minds. En: Rosengren KS, Brem SK, Evans EM, Sinatra GM, editores. Evolution Challenges [Internet]. Oxford University Press; 2012 [citado 26 de mayo de 2022]. p. 66-92. Disponible en: https://oxford.universitypressscholarship.com/view/10.1093/acprof:oso/9780199730421.001.0001/acprof-9780199730421-chapter-4
15. Shtulman A, Schulz L. The Relation Between Essentialist Beliefs and Evolutionary Reasoning. Cogn Sci. septiembre de 2008;32(6):1049-62.
16. Legare CH, Opfer JE, Busch JTA, Shtulman A. A field guide for teaching evolution in the social sciences. Evol Hum Behav. mayo de 2018;39(3):257-68.
17. Moore R, Mitchell G, Bally R, Inglis M, Day J, Jacobs D. Undergraduates' understanding of evolution: ascriptions of agency as a problem for student learning. J Biol Educ. marzo de 2002;36(2):65-71.
18. Kampourakis K, Zogza V. Students' intuitive explanations of the causes of homologies and adaptations. Sci Educ. enero de 2008;17(1):27-47.
19. Barnes ME, Elser J, Brownell SE. Impact of a Short Evolution Module on Students' Perceived Conflict between Religion and Evolution. Am Biol Teach. 1 de febrero de 2017;79(2):104-11.

20. Barnes ME, Evans EM, Hazel A, Brownell SE, Nesse RM. Teleological reasoning, not acceptance of evolution, impacts students' ability to learn natural selection. Evol Educ Outreach. diciembre de 2017;10(1):7.
21. Taber KS. Representing Evolution in Science Education: The Challenge of Teaching About Natural Selection. En: Akpan B, editor. Science Education: A Global Perspective [Internet]. Cham: Springer International Publishing; 2017 [citado 26 de mayo de 2022]. p. 71-96. Disponible en: http://link.springer.com/10.1007/978-3-319-32351-0_4
22. Noble D, Jablonka E, Joyner MJ, Müller GB, Omholt SW. Evolution evolves: physiology returns to centre stage: Editorial. J Physiol. 1 de junio de 2014;592(11):2237-44.
23. Perry GH. Evolutionary medicine. eLife. 22 de julio de 2021;10:e69398.
24. Galván I, Schwartz TS, Garland T. Evolutionary physiology at 30+: Has the promise been fulfilled?: Advances in Evolutionary Physiology. BioEssays. enero de 2022;44(1):2100167.
25. Nesse RM, Stearns SC. The great opportunity: Evolutionary applications to medicine and public health: Evolutionary applications to medicine and public health. Evol Appl. febrero de 2008;1(1):28-48.
26. Singer MA. Insights into Biomedicine from Animal Adaptations. En: Terjung R, editor. Comprehensive Physiology [Internet]. 1.a ed. Wiley; 2011 [citado 19 de mayo de 2022]. p. 2063-81. Disponible en: https://onlinelibrary.wiley.com/doi/10.1002/cphy.c100080
27. Nesse RM, Bergstrom CT, Ellison PT, Flier JS, Gluckman P, Govindaraju DR, et al. Making evolutionary biology a basic science for medicine. Proc Natl Acad Sci. 26 de enero de 2010;107(suppl_1):1800-7.
28. Labov JB. Evolutionary Medicine and the Medical School Curriculum: Meeting Students Along Their Paths to Medical School. Evol Educ Outreach. diciembre de 2011;4(4):561-6.
29. Bolnick DI, Steinel N, Reynolds AW, Bolnick DA. Learning Objectives for Weaving Evolutionary Thinking into Medical Education. Med Sci Educ. marzo de 2017;27(1):137-45.
30. Teach Evolution - Understanding Evolution [Internet]. 2020 [citado 26 de mayo de 2022]. Disponible en: https://evolution.berkeley.edu/teach-evolution/
31. Brumby MN. Misconceptions about the concept of natural selection by medical biology students. Sci Educ. julio de 1984;68(4):493-503.

32. Das S. Using Museum Exhibits: An Innovation in Experiential Learning. Coll Teach. 3 de abril de 2015;63(2):72-82.
33. Spiegel AN, Evans EM, Frazier B, Hazel A, Tare M, Gram W, et al. Changing Museum Visitors' Conceptions of Evolution. Evol Educ Outreach. marzo de 2012;5(1):43-61.
34. Duffy VB, Hayes JE, Davidson AC, Kidd JR, Kidd KK, Bartoshuk LM. Vegetable Intake in College-Aged Adults Is Explained by Oral Sensory Phenotypes and TAS2R38 Genotype. Chemosens Percept. diciembre de 2010;3(3-4):137-48.
35. Smith JL, Estus S, Lennie TA, Moser DK, Chung ML, Mudd-Martin G. TAS2R38 PAV Haplotype Predicts Vegetable Consumption in Community-Dwelling Caucasian Adults at Risk for Cardiovascular Disease. Biol Res Nurs. julio de 2020;22(3):326-33.
36. Ramos-Lopez O, Roman S, Martinez-Lopez E, Gonzalez-Aldaco K, Ojeda-Granados C, Sepulveda-Villegas M, et al. Association of a novel TAS2R38 haplotype with alcohol intake among Mexican-Mestizo population. Ann Hepatol. septiembre de 2015;14(5):729-34.
37. DiCarlo ST, Powers AS. Propylthiouracil tasting as a possible genetic association marker for two types of alcoholism. Physiol Behav. mayo de 1998;64(2):147-52.
38. Wiley AS. Lactose intolerance. Evol Med Public Health. 1 de enero de 2020;2020(1):47-8.
39. Gerbault P, Liebert A, Itan Y, Powell A, Currat M, Burger J, et al. Evolution of lactase persistence: an example of human niche construction. Philos Trans R Soc B Biol Sci. 27 de marzo de 2011;366(1566):863-77.

Capítulo 5

Didáctica para la enseñanza de la genómica fisiológica («de genes a proteínas»)

Gustavo López Toledo
Fernada Maltos Gómez
Raúl Sampieri-Cabrera

Introducción

La fisiología, como disciplina base de las ciencias biológicas, no presenta límites definidos entre las diversas áreas que han surgido de ella. Tal es el caso de la bioquímica y sus niveles moleculares representados por la genética y la biología molecular, centradas en explicar el control de la maquinaria celular mediante la expresión del ADN. Hoy en día, la fisiología ha borrado esa línea que la mantenía separada de las disciplinas modernas al dirigir su interés hacia los productos génicos codificados por el ADN, como las proteínas, los ARN mensajeros, los microARN, los ARN ribosomales, los ARN de transferencia, los ARN de interferencia, el control epigenético y las modificaciones postraduccionales. Estos procesos representan elementos de gran interés para los fisiólogos debido a su repercusión sobre innumerables funciones moleculares que influyen en los organelos celulares y que dependen de su interacción para el funcionamiento celular.

A su vez, la interacción de estas células permite el buen funcionamiento de un órgano dentro de un sistema y, finalmente, del cuerpo humano (1).

Los médicos en formación deben comprender que conocer la función y regulación de un producto génico permite determinar su fisiología. Los ejemplos más representativos dentro de la genómica funcional son los modelos murinos knockout, las enfermedades mendelianas y poligénicas, en las cuales la ausencia, presencia o mutación de uno o varios genes y los factores medioambientales que los regulan pueden impactar en los procesos funcionales (2). El médico de pregrado debe lograr una comprensión integrada de la función génica en todos los niveles: célula, órgano, sistema y cuerpo, permitiéndole una visión clara de la acción de los factores génicos en el proceso salud-enfermedad.

La información sobre la estructura de los genes debe ser empleada por los médicos para explorar su función y regulación, permitiéndoles explicar los procesos biológicos en el hombre, así como el componente predictivo de diversas enfermedades que pueden ser presintomáticas, mediado por alteraciones multifactoriales en uno o varios genes; además de conocer el riesgo de desarrollo a futuro de éstas y considerar que existen diversos factores que pueden ejercer efecto e influencia sobre la expresión de genes (3, 4). El conocimiento génico, junto con el uso de nuevas tecnologías médicas, permite el diagnóstico de enfermedades a través de marcadores moleculares, dado su relación gen-producto (5). En el área terapéutica, la personalización de medicamentos basada en el genoma de los individuos, desde la perspectiva de la eficacia y su toxicidad, y en la medicina de frontera, la terapia génica mediada por la administración de genes específicos a las células de los pacientes para el tratamiento de trastornos hereditarios (6, 7).

El propósito de este trabajo es brindar una propuesta educativa que permita contextualizar al docente en medicina y apoyar su didáctica y evaluación, para que los estudiantes logren la comprensión del concepto fundamental de la fisiología «de genes a proteínas». Este concepto es considerado implícito dentro de los programas académicos de fisiología en la carrera de medicina. Buscamos que con esta propuesta se favorezca el proceso enseñanza-aprendizaje y se logre comprender la relación molecular de la transcripción génica, la traducción proteica, la regulación de la expresión y su impacto en funciones específicas de los órganos en los estados de salud y enfermedad.

Definición

El concepto «de genes a proteínas» se centra en explicar cómo la serie de bases nucleotídicas del ADN dirige la producción de los ARN y las proteínas que realizan las funciones celulares y definen la identidad de las células que conforman un órgano (8, 9).

Explicación

La transcripción involucra la participación de diversas enzimas que permiten la síntesis de una nueva cadena de ribonucleótidos denominada ARN mensajero (ARNm), complementaria a la plantilla de ADN. Esto permite la producción de una copia de un gen en forma de ARN a partir de la secuencia de ADN. Los nucleótidos del ARNm se interpretan generando secuencias lineales de aminoácidos que dan lugar a proteínas. A este proceso se le denomina traducción. Este evento define la funcionalidad de una célula según el tipo de proteínas que expresa. Aunque este proceso es mucho más complejo que la transcripción, se centra en la complementariedad. Sin embargo, migrar la información del ARNm a proteínas representa un desafío para la célula debido a la falta de afinidad entre los nucleótidos y los aminoácidos. Además, reducir el proceso solo a la combinación de tres ácidos nucleicos como la causa de la generación de péptidos lineales constituidos por varios aminoácidos no justificaría la síntesis de una proteína (10, 11). Por lo tanto, deben existir intermediarios entre estos dos elementos, siendo estos el ARN de transferencia (ARNt) y los ribosomas, que permiten la transferencia del aminoácido adherido a la cadena polipeptídica en crecimiento (12-14).

Solo alrededor de un tercio de los 28.000 genes de una célula humana se traducen de forma activa en proteínas. Sin embargo, las células de diversos órganos y sistemas presentan morfologías distintas, funciones diferentes y responden de diversas formas a los estímulos, incluso cuando el material genético es el mismo (15). Como ejemplo, todas las células presentan un gen para la Hormona Estimulante de Tiroides (TSH), pero no todas las células sintetizan y secretan esta hormona; solo las células tirotropas de la adenohipófisis pueden hacerlo. Esto demuestra que el flujo unidireccional de la información de ADN-ARN-Proteína es un proceso regulado y que en cada célula de cada órgano que conforma el cuerpo humano, un gen puede estar activo o silente.

Dentro de la fisiología, existe una relación estrecha con la genómica. Tal es el caso de la expresión génica específica de tejidos, que permite a un conjunto de células expresar genes específicos de un órgano y coordinar funciones particulares. Otro punto de estrecha relación son los estímulos extracelulares que desencadenan respuestas en los genes de una célula, lo que ocasiona que la tasa de síntesis proteica fluctúe y que los eventos metabólicos cambien en los estados de salud o patológicos, conocidos como expresión inducible.

Desempaquetamiento del concepto «de genes a proteínas»

1. **Codificación genética**
   1.1. Los genes son secuencias de ADN que contienen información para la síntesis de proteínas.
   1.2. La información genética se almacena en los nucleótidos del ADN, que se organizan en tripletas llamadas codones.
2. **Transcripción**
   2.1. El proceso de transcripción involucra la copia de la información genética de un gen específico en una molécula de ARN mensajero (ARNm).
   2.2. La ARN polimerasa es la enzima clave que cataliza la transcripción.
3. **Modificación del ARNm**
   3.1. El ARNm recién sintetizado a menudo requiere modificaciones, como la adición de una tapa 5' y una cola de poliadenina 3', para estabilizarlo y permitir su exportación del núcleo celular.

3.2. El ARNm también puede experimentar empalme (*splice*) para eliminar intrones y unir exones, lo que genera una molécula de ARNm madura.

4. **Traducción**
   4.1. La traducción es el proceso por el cual los ribosomas leen el ARNm y ensamblan una cadena polipeptídica (proteína) utilizando el código genético.
   4.2. Los aminoácidos son los componentes básicos de las proteínas y son transportados por ARN de transferencia (ARNt) al ribosoma.
5. **Plegamiento y modificación de proteínas**
   5.1. Después de la traducción, las cadenas polipeptídicas se pliegan en estructuras tridimensionales específicas.
   5.2. Las proteínas a menudo requieren modificaciones adicionales, como la adición de grupos químicos (por ejemplo, fosforilación) para ser funcionales.
6. **Funciones de las proteínas**
   6.1. Las proteínas tienen diversas funciones en las células y los organismos, como enzimas, estructuras celulares, transportadores, receptores y factores de transcripción, entre otras.
   6.2. Las proteínas pueden participar en procesos metabólicos, señalización celular, transporte de sustancias, respuesta inmunológica y más.
7. **Regulación de la expresión génica**
   7.1. La expresión génica, es decir, la síntesis de proteínas a partir de genes está regulada de manera estricta.
   7.2. Factores de transcripción y mecanismos epigenéticos controlan cuándo y dónde se transcriben y traducen los genes.

8. **Variabilidad genética**
   8.1. Las mutaciones genéticas pueden alterar la secuencia de un gen y, por lo tanto, la secuencia de aminoácidos de la proteína resultante.
   8.2. La variabilidad genética en las proteínas puede tener implicaciones en la salud y la adaptación de los organismos.
9. **Investigación en genética funcional**
   9.1. Los científicos en genética funcional estudian cómo las proteínas individuales y sus funciones impactan en los procesos biológicos.
   9.2. Técnicas como la interferencia de ARN y la edición genómica se utilizan para comprender mejor el papel de las proteínas en la biología.

Propuesta educativa

Metodología

La propuesta educativa se construyó basándose en el paradigma de aprendizaje constructivista, que define el aprendizaje como la búsqueda de sentido. El papel de los alumnos en este paradigma es activo en el proceso de aprendizaje. La estrategia de enseñanza se basa en la reflexión-acción, que implica el uso de entornos de aprendizaje auténticos basados en casos (como la propuesta de este trabajo), la práctica reflexiva y la construcción colaborativa del conocimiento. La estrategia de evaluación que se propone es la revisión por pares (coevaluación) y la heteroevaluación. El diseño instruccional de esta propuesta se desarrolló en las siguientes fases: análisis (lectura y presta del desglose o «desempaquetamiento» del concepto fundamental de la fisiología «de genes a proteínas), diseño (construcción de los elementos de la propuesta educativa) y desarrollo (elaboración de la propuesta) (16).

Resultados

En esta sección se presenta la propuesta educativa con los elementos didácticos necesarios para ser desarrollada en un aula de clases.

Objetivo

Comprender, explicar y aplicar los principios del dogma central de la biología molecular: la transcripción génica, la traducción proteica y la regulación de la expresión, son procesos que determinan la estructura y función de un organismo a lo largo de su vida.

Resultados de aprendizaje

El estudiante:

- Identifica los principios básicos genéticos y moleculares.
- Describe el flujo de la información genética mediante el dogma central de la biología.
- Analiza cómo la expresión génica regulada determina el destino específico de una célula y sus funciones.
- Correlaciona cómo la ausencia de un producto génico repercute en las funciones de un sistema.
- Aplica las bases teóricas de la transcripción, traducción y regulación en el análisis de información básica y clínica.

Didáctica

Uso del aula invertida y el aprendizaje basado en problemas para la enseñanza del concepto fundamental de la fisiología «de genes a proteínas».

El aula invertida es un enfoque pedagógico en el que adquiere relevancia el autoestudio de los contenidos desde casa, y en el aula se aplica el conocimiento para socializarlo y reconstruirlo bajo la guía o acompañamiento del docente. Se pasa de un modelo tradicional a uno en el cual el estudiante se involucra en actividades que constan de observación y el uso de materiales digitales para llegar con información al escenario educativo, permitiendo una discusión interactiva entre los problemas y otras actividades del profesor. Es una propuesta pedagógica que integra actividades y estrategias que promueven la transferencia de conocimientos a situaciones reales (17-19).

En el modelo propuesto de aula invertida, se describen las actividades previas que el estudiante deberá desarrollar en casa para familiarizarse con determinados conceptos introductorios al tema, mediante bibliografía básica y videos animados que explican una serie de términos sobre el dogma central. Además, se fomenta la recolección de dudas e inquietudes acerca de la información proporcionada, las cuales se aclararán durante la clase presencial. Como segundo evento, la información del tema central será facilitada y contextualizada en una situación clínica a través de una clase magistral por el docente, empleando presentación audiovisual y un caso de aprendizaje basado en problemas en el que la mutación de un gen a nivel de la retina ocasiona ceguera (retinitis pigmentaria) debido a la falta de la proteína fosfodiesterasa de GMPc y sus efectos sobre la función visual. Luego, los alumnos trabajarán de forma colaborativa en la resolución de un

ABP (Aprendizaje Basado en Problemas) a partir de un contexto clínico de medicina genómica, aplicando los fundamentos adquiridos a lo largo de estas dos etapas. Como último evento, deberán presentar una infografía señalando cada uno de los procesos, proteínas y funciones respectivas involucrados en el dogma central (transcripción, traducción y regulación de expresión) a través del uso de un modelo murino knockout, una enfermedad monogénica o poligénica como elemento de evaluación de forma sumativa y formativa. La evaluación estará mediada por la autoevaluación del alumno respecto de su desempeño individual y colaborativo a lo largo del aula invertida, y por la evaluación a cargo del profesor sobre los componentes que se cumplieron en la infografía mediante el uso de rúbricas analíticas.

Finalmente, como un elemento más de la didáctica, se desarrolló y empleó un ABP en el que, a partir de un problema inicial de secuenciación genómica de una patología (Anemia de Fanconi) ocasionada por una mutación, se lleva a cabo un trabajo creativo de búsqueda de soluciones para interpretar la situación de estudio centrada en el flujo de la transcripción, la traducción, la proteína y la función celular. A través de trabajo colaborativo y autodirigido, el alumno se convierte en protagonista del proceso de enseñanza-aprendizaje con la finalidad de combinar la adquisición de conocimientos con el desarrollo de habilidades generales y actitudes útiles para el ámbito profesional dentro del contexto universitario.

El desarrollo de metodologías docentes centradas en el aprendizaje del estudiante representa un eje fundamental en la educación médica. La gran mayoría de los métodos de enseñanza-aprendizaje tradicionales se basan en la transmisión y adquisición de conocimiento. Metodologías como el aula invertida y el uso del ABP pretenden que el alumno aprenda a desenvolverse como un profesional capaz de identificar y resolver problemas, así como entender el impacto de su propia actuación profesional y las responsabilidades éticas que implica interpretar datos y diseñar estrategias, movilizando el conocimiento teórico que adquiere en su formación.

Ejemplo de planeación con enfoque pedagógico de aula invertida (plantilla Individual-docente)

Nombre del profesor: ____

Dependencia académica: ____________________________________

Nivel educativo en que imparte su asignatura: Licenciatura

Asignatura: Fisiología

Unidad temática (nombre): 1 Expresión del genoma humano

Ejemplo de tema para desarrollar con Aula invertida: 1.5 Genómica funcional

Objetivo que deberá cubrir el alumno para lograr el resultado de aprendizaje planteado en la planeación didáctica con AI: Correlacionar cómo la ausencia de un producto génico dado por mutación repercute sobre las funciones de un sistema.

Duración de la sesión síncrona: ( ) 1 hora y media ( ) 2 horas (X) 4 horas.

Tabla 1. Planeación didáctica empleando aula invertida para el abordaje del concepto «de genes a proteínas» en el contexto de la fisiología

Etapa y tiempo que aproximadamente dedicará	Actividades	Recurso(s) /contenidos	Pantalla y URL	Tipo conoc./Nivel taxonómico *Conceptual y nivel Comprensión*
ANTES **En casa** Describir las actividades que debe hacer el alumno previas a la clase. **Tiempo** 2 semanas	**Act. 1** El alumno deberá leer los capítulos 4 y 5 y responder las preguntas de integración al final del capítulo. Simultáneamente a la lectura realizará un glosario con los términos, procesos y reacciones claves que fueron difíciles de comprender para externarlas en la sesión síncrona y aclararlas.	Libro de Biología molecular del gen de Janes D. Watson, séptima edición, editorial médica panamericana, 2016, (Físico o electrónico). Cuaderno o computadora. Disponer de internet si desea los elementos en electrónico.	El alumno podrá conseguir el material en electrónico de la base de datos MOODLE: usando su usuario y contraseña. 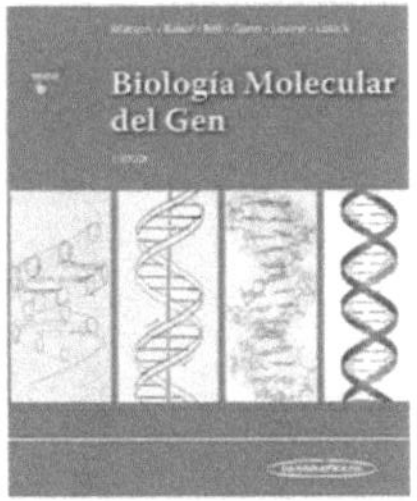	Nivel taxonómico: Conocimiento y comprensión Conceptual

Objetivo de las actividades en casa El alumno conocerá los conceptos principales que permiten comprender el dogma central de la biología molecular, ácidos nucleicos (DNA y RNA), gen, proteínas involucradas en la transcripción y traducción. Además, identificará conceptos que dificulten la comprensión del tema para externarlos durante la clase síncrona.	**Act 2** Observará los videos titulados: «Central dogma of biology», Genetics - Central Dogma of Life, What Are: Knockout Mice? que podrá ubicar en la plataforma Moodle y ejemplificará a partir de una patología afecciones que puedan estar involucradas con la transcripción, traducción o regulación génica, señalando el gen, la enzima, la proteína, el RNA o la molécula afectada y su repercusión sobre la fisiología de un órgano o sistema.	Cuaderno o computadora, Tablet o celular, Internet	1.-https://www.youtube.com/watch?v=FZHs-TZtWKQ 2.- https://www.youtube.com/watch?v=whV_CkKT7F0&t=197s 3.- https://www.youtube.com/watch?v=V70Uoi672-c 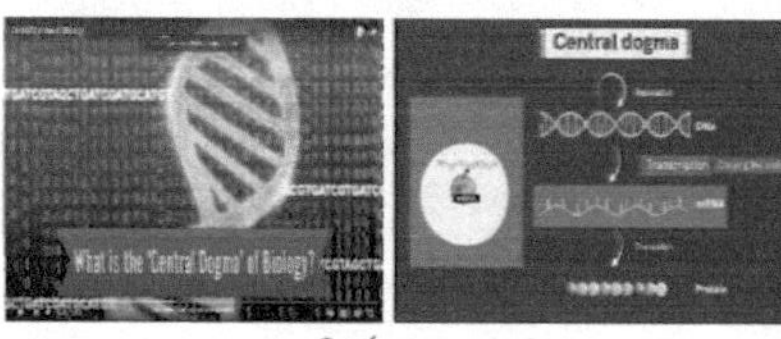 	Nivel taxonómico: Conocimiento y comprensión Conceptual

Tabla 1. Planeación didáctica empleando aula invertida para el abordaje del concepto «de genes a proteínas» en el contexto de la fisiología (cont.)

Etapa y tiempo que dedicará aproximadamente	Tiempo para la actividad	Actividades a desarrollar por el alumno en clase presencial	Estrategia de aprendizaje	Recursos	Evaluación de la actividad (Aspectos a evaluar)
DURANTE **Actividades por realizar en clase** (Indicar si será individual o colaborativa, así como las estrategias y recursos para su desarrollo).	1 semana (4 horas)	**Act 1** Clase magistral por el profesor sobre la generación de modelos murinos, enfermedades monogénicas, relación dogma central y fisiología. **Act 2** El alumno analizará los pasos de expresión génica eucariótica	**Act 1.** En equipos de 5 integrantes los estudiantes deberán en un esquema de flujo clasificar las moléculas involucras en las transcripción y traducción, además de describir las etapas y la función de las moléculas. **Act 2.** Exposición audiovisual por parte del docente y lluvia de ideas sobre conceptos que requieran aclaración producto de la actividad en casa.	Presentación en CANVA, PowerPoint. Recurso de la actividad 1 en casa. Uso opcional de la siguiente literatura. REVIEW Organization and regulation of gene transcription THE MOLECULAR MECHANICS OF EUKARYOTIC TRANSLATION Lee D. Kapp and Jon R. Lorsch Intracellular mRNA transport and localized translation	Evaluar los elementos del esquema de flujo a través de un rúbrica analítica que se cerciore del orden, de los elementos colocados en cada etapa, de las funciones de cada molécula y de la descripción de cada proceso.

Los alumnos desarrollaran de forma colaborativa las actividades presenciales. El tiempo se dividirá en 8 horas a lo largo de 2 semanas.		**Act 3** Ejemplificar a través de la retinitis pigmentaria la repercusión de una mutación genética sobre el producto génico y la función de un órgano.	**Act 3** Presentación audiovisual del video «Genes as Medicine» https://www.youtube.com/watch?v=GGEiaDau7hU https://www.ncbi.nlm.nih.gov/pmc/articles/PMC1735271/	ABP: Material para el docente/Material para el alumno Se implementa material suplementario sobre la etiopatogenia, epidemiología y clínica de la Anemia de Fanconi. REVIEW ARTICLE Fanconi anaemia	Evaluar mediante rúbrica la participación colectiva de los estudiantes, el desarrollo de preguntas y la recolección de datos. Los alumnos realizarán evaluación por pares del desempeño de sus compañeros.
	2 semana (4 horas)	**Act 4** Identificar y analizar las alteraciones en el flujo el dogma centra mediado por el gen FANCA en la Anemia de Fanconi y sus implicaciones en la fisiología del sistema circulatorio.	**Act 4** Aprendizaje basado enproblemas (ABP)		

Tabla 1. Planeación didáctica empleando aula invertida para el abordaje del concepto «de genes a proteínas» en el contexto de la fisiología (cont.)

Etapa	Actividades y recursos
Después **Tiempo** **1 semana** Lo que el estudiante consolida del trabajo. Debe describir su percepción con la didáctica del aula invertida mediante una autoevaluación de su desempeño y su relación con las actividades a través de un formulario de satisfacción.	Al concluir las actividades el alumno deberá presentar una infografía sobre el proceso de transcripción, traducción y regulación de la transcripción a través de un modelo animal knockout, situación clínica (enfermedad monogénica/poligénica) o la expresión de una proteína a través del dogma central y su relación con la función de un sistema. La infografía será evaluada mediante una lista de cotejo. Deberá autoevaluar su desempeño y satisfacción a lo largo del proceso enseñanza-aprendizaje mediante una rúbrica analítica.

ABP: «El gen que carecía de varios nucleótidos»

Material para el tutor

Itzel es pasante de medicina y realiza su servicio social en el Hospital «X», en el laboratorio de medicina genómica. El médico encargado en turno le comenta que hoy recibirán una muestra de sangre que tendrán que procesar para confirmar un diagnóstico de Anemia de Fanconi mediante la secuenciación de un gen en particular.

La pasante recibe la muestra y un historial clínico del paciente en el que puede leer los siguientes signos y síntomas: Paciente libanés de 12 años, peso de 40 kg, estatura de 1.55 metros. Presenta insuficiencia de glóbulos rojos, glóbulos blancos y plaquetas, problemas en el tubo digestivo, malformación en corazón y pulmones anormales, problemas óseos, cambios en la coloración de la piel, sordera y fatiga.

Itzel y el médico en turno realizan la secuenciación del gen FANCA e identifican una deleción en los exones 4 y 5 en ambos cromosomas. Además, realizan un cultivo de células linfoblásticas y no observan crecimiento alguno de dichas células.

Pistas / hechos / datos orientadores

- Masculino de 12 años.
- Peso 45 Kg.
- Niveles bajos de eritrocitos, leucocitos y plaquetas.
- Fatiga.
- Alteraciones en corazón, pulmón y tubo digestivo.
- Anormalidades óseas.

- Cambios en pigmentación de piel.
- Sordera.
- Deleción en el exón 4 y 5.
- Ambos cromosomas.
- Cultivo linfoblástico sin crecimiento.

Problemas:

- Define ¿qué es la Anemia de Fanconi?, ¿cuántos genes FANC existen en el genoma humano?, ¿cuál es la estructura en número de exones e intrones del gen FANCA?
- ¿Los signos y síntomas que se identifican en paciente concuerdan con los órganos de expresión del gen?
- ¿Qué tipo de producto génico se debe estar produciendo si existe deleción de los exones 4 y 5 del gen FANCA?
- ¿Cómo repercute la mutación en el número de células sanguíneas?
- ¿Qué afecciones funcionales a nivel celular, histológico, órgano, sistema circulatorio y cardiovascular presentará el individuo producto de la mutación del gen FANCA?
- Ejemplifica otro sistema diferente al circulatorio y cardiovascular comprometido en el paciente y como se correlaciona con el producto génico.

Hipótesis / explicaciones / diagnósticos presuncionales

- La Anemia de Fanconi (AF) es un trastorno hereditario raro caracterizado clínicamente por diversas anomalías congénitas y una predisposición a desarrollar tumores malignos, en especial la leucemia mieloide aguda y otros tipos de cáncer. El pronóstico de la enfermedad se caracteriza por una evolución hacia la insuficiencia progresiva de la médula ósea.

Tabla 2. Genes involucrados en el desarrollo de la Anemia de Fanconi, localización, ubicación de deleción y tamaño de la proteína

Gene	Prevalencia de la mutación en Pacientes con Anemia de Fanconi (%)	Localización del gen en cromosoma	Numero de Exones	Residuos de aminoácidos (kDa)
FANCA	70	16q24.3	43	1455 (163)
FANCB	1	Xp22.31	10	859(95)
FANCC	10	9q22.3	14	558 (63)
FANCD1 (BRCA2*)	1	13q12.3	27	3418 (384)
FANCD2	1	3p25.3	44	1451 (155,162)
FANCE	5	6p21.3	10	536 (60)
FANCF	2	11p15	1	374 (40)
FANCG	10	9p13	14	622 (48)
FANCL (PHF9)	1	2p16.1	11	373 (43)
FANCI	Se desconoce	Se desconoce	Se desconoce	Se desconoce
FANCJ	Se desconoce	Se desconoce	Se desconoce	Se desconoce

- Las mutaciones de este gen son, sin duda, las más comunes en pacientes con AF, representando el 65% de todos los casos. El espectro y el alcance de las mutaciones discretas de este gen son inmensos e incluyen mutaciones sin sentido, de sentido erróneo y de empalme, así como microdeleciones, microinserciones y duplicaciones. Puede haber más de 250 alelos FANCA mutantes diferentes, muchos de los cuales son grandes deleciones intragénicas, y solo unos pocos son comunes, sobre todo c.1115_1118delTT-GG (2% de los alelos FANCA) y c.3788_3790delTCT (5% de los alelos FANCA).

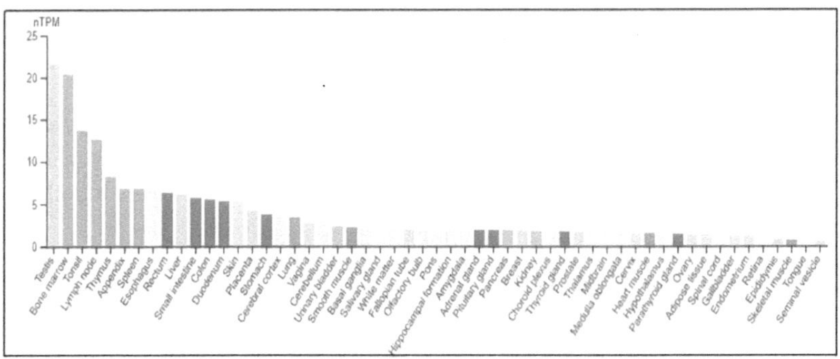

- Tipo de mutación en el gen FANCA

N° de eliminaciones	*GEN*	Cromosoma	Inicio de la deleción	Fin de la deleción	Pares de bases	Exones
1	*FANCA*	dieciséis	88,404,000	88.405.000	1,001	4–5

- Tipos de mutaciones que se producen en una proteína por ausencia de ur secuencia génica

Proteína normal
Met Val Tyr Val STOP
Mutación nonsense
Met Val STOP
La mutación impide sintetizar toda la proteína.
Mutación missense
Met Val Ser Val STOP
Cambio de un aminoácido (Tyr) por otro (Ser).
Mutación frameshift
Met Val Ser Arg Ile
Inserción o deleción de un nucleótido cambia la secuencia
Mutación sinónima
Met Val Tyr Val STOP
La mutación genera un codón que da lugar al mismo aminoácido. No hay diferencias en los aminoácidos.

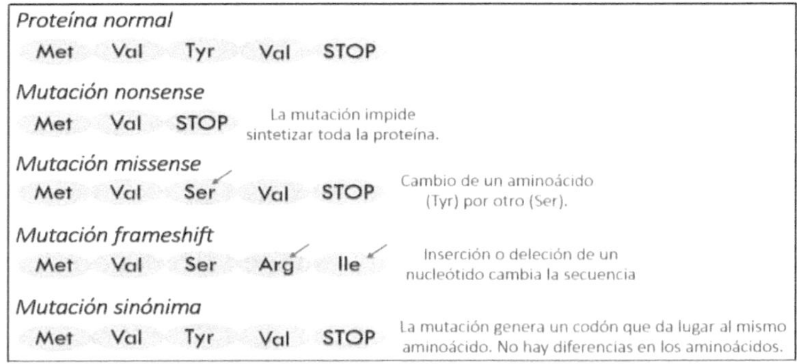

Figura 1. *Características del gen FANCA: expresión de RNAm en distintos tejidos, posición en cromosoma, longitud de deleción y tipo de mutación a nivel proteico.*

- Las mutaciones bialélicas en los genes FA conducen a insuficiencia de la médula ósea y susceptibilidad tanto a la leucemia mieloide aguda como a tumores sólidos, así como a anomalías congénitas e infertilidad. La función de la vía, por otro lado, es todo menos enrarecida: las proteínas FA participan en la reparación de lesiones extraordinariamente perjudiciales, los enlaces cruzados entre hebras (ICL) y en el mantenimiento de la estabilidad genómica durante la replicación del ADN.
- La insuficiencia de la médula ósea que se observa en los pacientes sugiere una función en la biología de las células madre y, de hecho, trabajos recientes han comenzado a descubrir ideas tentadoras no solo sobre la patogénesis de la FA, sino también sobre la intersección entre la reparación del ADN y el mantenimiento de las células madre. Varios miembros de la vía FA también son genes canónicos de predisposición al cáncer de mama y de ovario, lo que, junto con la susceptibilidad al cáncer en pacientes con AF, apunta a un papel importante de las proteínas FA en la supresión de la tumorigénesis. Un trabajo reciente ha descrito un papel inesperado para las proteínas FA en la estabilización de la horquilla de replicación.
- Investigaciones recientes permiten vislumbrar un vínculo funcional de este tipo entre los defectos en el mantenimiento del genoma y el fallo de la médula ósea en la FA. Los niveles de p53, uno de los guardianes centrales del mantenimiento del genoma, y su objetivo transcripcional p21, están elevados en la sangre primaria, la médula ósea e incluso en los hígados fetales con AF durante la expansión de las células madre hematopoyéticas en ese órgano. Tal

vez debido a esta hiperactivación, el conjunto de HSPC disponibles ya está comprometido al nacer en los individuos con AF y la médula ósea con AF es menos proliferativa que la médula ósea sana, con más células en las etapas del ciclo celular G0/G1 y un aumento en la señalización de daños en el ADN, como lo indica la presencia de H2AX fosforilado (γH2AX). No solo hay menos HSPC en la médula ósea de AF, sino que esas células madre tampoco pueden producir progenitores in vitro. La eliminación de shRNA de FANCA o FANCD2 en células madre embrionarias humanas conduce a una producción reducida de manera significativa de células progenitoras hematopoyéticas y sus poblaciones hijas diferenciadas. La exposición de las células progenitoras a agentes de entrecruzamiento exacerba la deficiencia de proliferación. Estos hallazgos vinculan la función de reparación canónica de ICL de la vía FA con su papel en el desarrollo de células madre. En las células madre hematopoyéticas murinas y en las células del estroma de la médula ósea humana, la deficiencia de FA conduce a un aumento de las células binucleadas, lo que sugiere que la falla de la citocinesis también puede contribuir a la falla de la médula ósea.

- Casi todos los sistemas se ven afectados por la enfermedad; sin embargo, la presentación clínica tiene una expresividad variable. No todos los pacientes presentan malformaciones o pancitopenia al nacer, y la primera manifestación de la AF en estos individuos puede ser tumores sólidos, neoplasias hematológicas u otras complicaciones, como la infertilidad. Las anomalías físicas se encuentran en el

75% de todos los pacientes con AF y pueden estar acompañadas de bajo peso al nacer, talla pre y posnatal corta y microcefalia.

- Las malformaciones cardíacas pueden ser conductos arteriales persistentes, comunicación interauricular o ventricular, coartación de la aorta, tronco arterial común y *situs inversus totalis.* Las células de pacientes con AF presentan inestabilidad cromosómica generada por la presencia de daño no reparado durante la fase S; el estancamiento en la fase G2 o el paso a la mitosis sin una reparación adecuada del ADN se ha propuesto como uno de los mecanismos que inducen el agotamiento de las células hematopoyéticas por la senescencia celular y la presencia de daño que eventualmente conduce a insuficiencia de la médula ósea, síndrome mielodisplásico o leucemia aguda.

Áreas / objetivos de aprendizaje

Objetivos del área de fisiología

1. Analizar cómo la transcripción de un gen y su traducción a una proteína alterada afectan las funciones celulares, histológicas y sistémicas de un individuo.
2. Identificar que la expresión relativa en diversos tipos celulares afecta la función de dichos sistemas.
3. Comprender cómo los elementos involucrados en el flujo del dogma central permiten el diagnóstico de patologías junto con la correlación clínica de funciones alteradas en los sistemas.

Referencias

1. Kottemann, M. C., & Smogorzewska, A. (2013). Fanconi anaemia and the repair of Watson and Crick DNA crosslinks. *Nature, 493*(7432), 356–363. https://doi.org/10.1038/nature11863
2. Moreno, O. M., Paredes, A. C., Suarez-Obando, F., & Rojas, A. (2021). An update on Fanconi anemia: Clinical, cytogenetic and molecular approaches (Review). *Biomedical reports, 15*(3), 74. https://doi.org/10.3892/br.2021.1450
3. Bagby, Jr. GC. The Genetic Basis of Fanconi Anemia. In: Madame Curie Bioscience Database [Internet]. Austin (TX): Landes Bioscience; 2000-2013. Available from: https://www.ncbi.nlm.nih.gov/books/NBK6302/

ABP: «El gen que carecía de varios nucleótidos»

Material para el alumno

Itzel es pasante de medicina y realiza su servicio social en el hospital «X», dentro del laboratorio de medicina genómica. El médico encargado en turno le comenta que hoy recibirán una muestra de sangre que tendrán que procesar para confirmar un diagnóstico de Anemia de Fanconi mediante la secuenciación de un gen en particular.

La pasante recibe la muestra y un historial clínico del paciente en el que puede leer los siguientes signos y síntomas: Paciente libanés de 12 años, peso de 40 kg, estatura de 1.55 metros, presenta insuficiencia de glóbulos rojos, glóbulos blancos y plaquetas. Además, tiene anomalías en el tubo digestivo, corazón y pulmones, problemas óseos, cambios en la coloración de la piel, sordera y fatiga.

Itzel y el médico en turno realizan la secuenciación del gen FANCA e identifican una deleción en los exones 4 y 5 en ambos cromosomas. Luego, llevan a cabo un cultivo de células linfoblásticas y no observan crecimiento alguno de dichas células.

Pistas / hechos / datos orientadores

- Ejemplifica otro sistema diferente al circulatorio y cardiovascular comprometido en el paciente y cómo se correlaciona con el producto génico.

Pistas / hechos / datos orientadores

- Problema(s):
- Hipótesis/explicaciones/diagnósticos presuncionales:
- Fuentes de información:
- Evaluación del aula invertida

Evaluación del aula invertida

Rúbrica para evaluar: «El trabajo en grupo durante la sesión sincrónica del aula invertida a cargo del docente».

- **Objetivo:** Evaluar el desempeño de los colaborativos en la búsqueda y organización de la información, reparto de papeles, exposición oral y material de apoyo.
- **Instrucción:** Utiliza los criterios descritos a continuación para evaluar en que medidas cumple con ellas o no. Señala con una X el recuadro que corresponde a la valoración, al final sume el valor de cada elemento a evaluar. Si tienes observaciones o comentarios realízalos en la sección final.

Integrantes: ______________________________________

Equipo:____________________**Asignatura:**__________________

Fecha de evaluación: ________________________________

Exposición oral	Exposición oral deficiente y lenguaje pobre. Exposición inconexa. Déficit al seguir el hilo conductor.	La explicación no es muy clara y se pierde el hilo con cierta facilidad.	La exposición es clara, pero con ciertas lagunas que provocan que en ocasiones no esté claro el objetivo a explicar.	La exposición es clara y sigue perfectamente el hilo conductor de la exposición. Se plantean cuestiones y se resuelven en la explicación.
Materiales de apoyo	No hay material de apoyo o es muy escaso.	Existe material de apoyo, pero es poco variado y a veces superfluo.	El material de apoyo es variado, pero en ocasiones no es un soporte fundamental de la argumentación.	El material de apoyo es variado y coherente con lo expuesto.
Suma				

Observaciones: ____

____

____

Figura 2. *Instrumento de heteroevaluación*

Rúbrica para evaluar: «El trabajo por pares durante la sesión sincrónica del aula invertida a cargo del alumno».

- Objetivo: Evaluar el desempeño de los integrantes del equipo durante la actividad sincrónica del aula invertida.
- Instrucción: Utiliza los criterios descritos a continuación para evaluar en qué medidas cumple con ellos o no. Señala la valoración que corresponde al desempeño de cada integrante del equipo empleando los criterios (Nunca = 1, Ocasionalmente = 2, Frecuentemente = 3, Siempre = 4) al

final suma el valor de cada elemento a evaluar. Si tienes observaciones o comentarios realízalos en la sección final.

Alumno que evalúa: ______________________________

Equipo: ____________________ **Asignatura:** ____________________

Fecha de evaluación: ______________________________

	Categoría	**Alumno**	**Alumno**	**Alumno**	**Alumno**
1	Trata con respeto a sus compañeros.				
2	Formula las preguntas asociadas al tema.				
3	Aclara hechos, conceptos y terminología.				
4	Utiliza los recursos disponibles para obtener la información				
5	Presenta de forma organizada la información relacionada al tema.				
6	Expresa con claridad sus puntos de vista.				
7	Demuestra iniciativa en la discusión.				
8	Se adapta a los diferentes papeles del equipo.				
9	Muestra interés por ampliar el conocimiento.				
10	Analiza los elementos del tema en discusión.				
11	Propone y desarrolla actividades para el logro de los resultados de aprendizaje.				
	Total				

Comentarios: ______________________________

Figura 3. *Instrumento de coevaluación*

Discusión y conclusión

La estrategia de diseño para la enseñanza-aprendizaje-evaluación que permita comprender, analizar e integrar el concepto central de «de genes a proteínas» en el contexto de la fisiología integradora es un elemento fundamental que los estudiantes de medicina deben dominar y no se debe eludir ni dar por implícito. El abordaje contextualizado de este principio en el campo de la fisiología y la medicina permitirá asimilar que la variabilidad de la expresión es omnipresente en los sistemas biológicos y que esta variabilidad de expresión génica es funcionalmente útil en el impacto de los fenotipos, el destino celular y la producción de tejidos especializados que conforman un órgano y, por consiguiente, la función de un sistema.

Es necesario entender que la variabilidad funcional observada en las poblaciones se puede explicar a través de la expresión génica representada por el flujo del dogma central, en el que la activación de un gen produce una ráfaga de transcripciones de RNAm que transita en el estado encendido y apagado, lo que provoca un aumento río abajo en la traducción proteica mediado por procesos químicos estocásticos. También es importante considerar que la heterogeneidad puede estar representada por elementos ocultos, como los estados de la cromátida asociados a la epigénesis.

Examinar el estado actual de la genómica fisiológica entre los futuros profesionales médicos sirve como un recordatorio de que ninguna disciplina científica es independiente de las demás. El concepto de «de genes a proteínas» no debe enseñarse como una entidad separada de otras disciplinas científicas que componen una educación médica integral, ni como un conjunto de hechos que deben memorizarse. Debe presentarse como un componente clave del continuo de disciplinas que deben introducirse y desarrollarse en la educación médica mediante el uso de experiencias científicas auténticas vinculadas a ejemplos clínicos relevantes. De esta manera, la próxima generación de profesionales médicos habrá desarrollado habilidades de pensamiento crítico científico que les permitirán aplicar el conocimiento genético fundamental y los principios éticos a los encuentros con pacientes.

Referencias

1. Singh KP, Miaskowski C, Dhruva AA, Flowers E, Kober KM. Mechanisms and Measurement of Changes in Gene Expression. Biol Res Nurs. 2018;20(4):369-82.
2. Cowley AW. Physiological genomics: tools and concepts. J Physiol. 2004;554(Pt 1):3.
3. Ramírez-Bello J. Role of genetic variability in Mendelian and multifactorial diseases. Gaceta médica de México. 2019;155:463-70.
4. Stolk RP, Rosmalen JG, Postma DS, de Boer RA, Navis G, Slaets JP, et al. Universal risk factors for multifactorial diseases: LifeLines: a three-generation population-based study. Eur J Epidemiol. 2008;23(1):67-74.
5. Russo R, Marra R, Rosato BE, Iolascon A, Andolfo I. Genetics and Genomics Approaches for Diagnosis and Research Into Hereditary Anemias. Frontiers in Physiology. 2020;11.
6. Musunuru K, Hickey KT, Al-Khatib SM, Delles C, Fornage M, Fox CS, et al. Basic concepts and potential applications of genetics and genomics for cardiovascular and stroke clinicians: a scientific statement from the American Heart Association. Circ Cardiovasc Genet. 2015;8(1):216-42.
7. van der Lee M, Kriek M, Guchelaar HJ, Swen JJ. Technologies for Pharmacogenomics: A Review. Genes (Basel). 2020;11(12).
8. Buccitelli C, Selbach M. mRNAs, proteins and the emerging principles of gene expression control. Nat Rev Genet. 2020;21(10):630-44.

9. Orphanides G, Reinberg D. A unified theory of gene expression. Cell. 2002;108(4):439-51.
10. Smith M. MRNA Transcription, Translation, and Defects in Developmental Cognitive and Behavioral Disorders. Front Mol Biosci. 2020;7:577710.
11. Watson JD, Harrison SC, Baker TA, Bell SP, Gann A, Levine M, et al. Biología molecular del gen. 7.ª ed ed. Buenos Aires (etc.): Panamericana; 2016.
12. Hershey JW, Sonenberg N, Mathews MB. Principles of translational control: an overview. Cold Spring Harb Perspect Biol. 2012;4(12).
13. Kapp LD, Lorsch JR. The molecular mechanics of eukaryotic translation. Annu Rev Biochem. 2004;73:657-704.
14. Song P, Yang F, Jin H, Wang X. The regulation of protein translation and its implications for cancer. Signal Transduct Target Ther. 2021;6(1):68.
15. Boron WFBEL. Medical physiology : a cellular and molecular approach. Philadelphia, PA: Saunders/Elsevier; 2009.
16. Khalil MK, Elkhider IA. Applying learning theories and instructional design models for effective instruction. Advances in Physiology Education. 2016;40(2):147-56.
17. Martínez-Moreno I, Aguilera-Ruiz C, Lozano-Segura MdC, Manzano-León A, Casiano Yanicelli C. El modelo Flipped Classroom. International Journal of Developmental and Educational Psychology. 2017;4(1):261-6.
18. Akçayır G, Akçayır M. The flipped classroom: A review of its advantages and challenges. Computers & Education. 2018;126:334-45.
19. Montaner-Villalba S. Recensión del libro: Santiago, R. y Bergmann, J. (2018) Aprender al revés. Flipped Learning 3.0 y metodologías activas en el aula. Barcelona: Paidós Educación, pp. 240. RIITE Revista Interuniversitaria de Investigación en Tecnología Educativa. 2019(7).

Lecturas Recomendadas

¿Es tu vocación ser médico?
(Dr. Frank Valentín Lizaraso Caparó)

Formación docente: desde la reivindicación por la transformación y justicia educativa
(Francisco Gárate)

www.ingramcontent.com/pod-product-compliance
Lightning Source LLC
LaVergne TN
LVHW091104150826
845673LV00002B/712

* 9 7 8 6 1 2 4 9 5 9 9 0 5 *